Karin Bonner

# Nie mehr Flugangst

Ein Selbsthilfeprogramm in sechs Schritten

Patmos

Bibliografische Information der Deutschen Nationalbibliothek

Die Deutsche Nationalbibliothek verzeichnet diese Publikation
in der Deutschen Nationalbibliografie; detaillierte bibliografische
Daten sind im Internet über http://dnb.d-nb.de abrufbar.


© 2007 Patmos Verlag GmbH & Co. KG, Düsseldorf
Alle Rechte vorbehalten.
Umschlagmotiv: © David De Lossy/getty images
Umschlaggestaltung: Init . Büro für Gestaltung, Bielefeld
Printed in Germany
ISBN 978-3-491-40102-0
www.patmos.de

*Meinen Eltern*

# Inhalt

# Vorwort

Noch vor wenigen Jahren konnte ein Mensch Flugangst haben, ohne dass es jemandem auffiel. Fliegen war ein Privileg. Heute muss man sich jedoch rechtfertigen, wenn man das Auto oder die Bahn nimmt, statt zu fliegen. Die Fortbewegung mit einem Flugzeug ist weder aus dem Privatleben noch aus dem Berufsleben wegzudenken.

Leiden Sie unter Flugangst und wissen nicht, wie Sie diese loswerden können? Ihre Angst ist kein Schicksal! Sie müssen sich nicht damit abfinden. Sie sind auch nicht »verrückt«. Dieses Buch ermöglicht Ihnen, Ihre Flugangst aktiv zu bewältigen.

Jeder dritte Passagier in einem Flugzeug ist von Flugangst betroffen. Eine Untersuchung des Instituts für Demoskopie Allensbach hat vor zwei Jahren ergeben: 16 Prozent der Deutschen haben starke Angst zu fliegen. Weitere 22 Prozent fühlen sich beim Fliegen ausgesprochen unwohl. Flugangst befällt Menschen, die beruflich viel mit dem Flugzeug unterwegs sind, genauso wie Urlaubsreisende. Manager und Hausfrauen können gleichermaßen von ihr betroffen sein.

Menschen mit Flugangst lassen sich von realen Statistiken wenig beeindrucken. Die Wahrscheinlichkeit, dass jemand im Flugzeug stirbt, steht bei 1:14 Millionen. 1,8 Milliarden Menschen waren im Jahr 2005 in Verkehrsflugzeugen sicher unterwegs. Dennoch hat nach Schätzungen jeder Dritte von ihnen Angst vor dem Fliegen.

Die Gründe für Flugangst können sehr unterschiedlich sein: Den einen packt in der Enge überraschend die Platzangst. Ein anderer bekommt Höhenangst, sobald er aus dem Fenster schaut. Manche fürchten, dass die komplexe Technik versagt oder die Piloten ihrem Job nicht gewachsen sind. Manche Menschen haben tatsächlich einmal sehr starke Turbulenzen erlebt und sie mangels korrekter Information als bedrohlich empfunden.

Die Medien spielen beim Entstehen von Flugangst ebenfalls eine Rolle. Nicht korrekt recherchierte, medienwirksame Katastrophenberichte über Flugzeugunfälle geben der Flugangst zusätzlich Nahrung.

Angst löst seit Urzeiten Impulse aus, die uns Menschen auf Kampf oder Flucht vorbereiten. Beide Reaktionen sind im Flugzeug nicht möglich: Die Passagiere sind, angeschnallt auf ihren Sitzen, auf die Beobachterrolle reduziert.

Das Fliegen hat in der heutigen Zeit einen wichtigen Stellenwert, sei es aus beruflicher Notwendigkeit oder weil man z.B. ein weit entferntes Urlaubsziel erreichen möchte. Der Druck auf Flugängstliche nimmt daher zu. Die Betroffenen haben Angst vor Kündigung oder vor dem Verlust der Partnerschaft, weil sie den Wünschen des anderen nicht gerecht werden und der Partner vielleicht kein Verständnis für die Angst aufbringt. Sie versuchen, den Flug zu ertragen oder sich mit Beruhigungstabletten bzw. Alkohol zu betäuben. Das kann zu einem Teufelskreis führen, denn sowohl Beruhigungstabletten als auch Alkohol haben ein hohes Abhängigkeitspotenzial und können das Flugangstproblem nicht lösen.

Das vorliegende Praxisbuch möchte Sie dabei begleiten, einen Weg aus Ihrer Flugangst zu finden. Sie werden lernen, Ihre Angst besser einzuschätzen und zu bewältigen.

Teil 1 enthält allgemeine Informationen über Angst. Ich vermittle Ihnen ein anschauliches Bild der Flugangst, u.a. anhand von Fallbeispielen (alle Namen und sonstigen Details wurden geändert).

In Teil 2 stelle ich Ihnen mein Praxisprogramm gegen die Flugangst vor. Sie lernen, mit Ihrer Flugangst umzugehen und sich schließlich ganz von ihr zu befreien. Sie erfahren, wie Sie sich Ihrer Angst mit Hilfe konkreter Übungen stellen und Ihre körperlichen Symptome korrekt einschätzen können. Damit haben Sie die Chance, diese Symptome zu verändern. Sie entwickeln Strategien, die Sie aus der Flugangst herausführen und gegen Rückfälle schützen.

Im Anhang habe ich die verwendeten Fachbegriffe in einer alphabetischen Übersicht zusammengestellt. Ich hoffe, dass dieses Buch viele Betroffene und Interessierte erreicht und ihnen hilft, ihre Flugangst zu bewältigen. Ich weiß aus meiner Erfahrung als Seminarleiterin für entspanntes Fliegen: Die Erfolgschancen dafür sind gut.

Ich wünsche Ihnen Mut und ein gutes Vorankommen.

*Karin Bonner*

# Teil 1

# Flugangst verstehen

# 1. Was ist Angst?

## Angst ist ganz normal – jeder Mensch hat Angst

Das Wort »Angst« geht auf das lateinische Wort »angustiae« zurück. Der Ausdruck steht für einen Zustand der Beklemmung und Enge. Unsere menschliche Angst ist ein normales und wichtiges Gefühl. Sie gehört zu unseren grundlegenden Gefühlen, ebenso wie Trauer, Freude oder Wut. Wir spüren dann Angst, wenn wir ein Ereignis als bedrohlich empfinden, wenn eine Situation ungewiss oder unkontrollierbar wirkt.

Halten Sie sich vor Augen: Sie erleben Ihre Angst zwar als sehr unangenehm. Die Angst selbst ist aber für Sie nicht gefährlich! Angst ist im Gegenteil ein wichtiges und notwendiges Gefühl. Mit ihrer Hilfe überstehen wir tatsächlich bedrohliche Situationen. Unsere Angst löst bei Gefahr eine Alarmreaktion des Körpers aus, so dass wir auf Kampf oder eine notwendige Flucht vorbereitet sind. In bestimmten Phasen des menschlichen Lebens treten Ängste sogar fast regelmäßig auf. Ein Beispiel dafür ist die Angst vor Fremden bei Kleinkindern in einer bestimmten Entwicklungsphase.

Die Angst verändert auch unsere Wahrnehmung. Es entsteht der so genannte Tunnelblick: Wir sind dann nur noch auf die mögliche Gefahrenquelle konzentriert. Genau dies begünstigt negative Gedanken. Bei Flugangst kann dies bedeuten, dass wir die angespannte Miene einer Stewardess als Zeichen von Gefahr interpretieren, während diese in Wirklichkeit Kopfschmerzen oder Liebeskummer hat – eine für die Dame unangenehme Belastung, die für die Sicherheit an Bord jedoch ohne Belang ist.

Menschen, die sich vor dem Fliegen fürchten, halten auch unbekannte Geräusche im Flugzeug für Anzeichen einer Gefahr. Die eigene Bewertung und Reaktion auf Flugreize führt blitzartig in einen Teufelskreis: Katastrophengedanken und spürbare körperliche Anzeichen von Angst peitschen einander gegenseitig hoch.

Die meisten Menschen fürchten sich heutzutage weniger vor realen Gefahren, wie bestimmten Chemikalien, dem elektrischen Strom oder manchen Verkehrsmitteln, weil sie ständig von ihnen umgeben sind. Größere Angst lösen bei uns Situationen aus, die bereits für unsere Vorfahren gefährlich sein konnten, denen wir heute allerdings eher selten ausgesetzt sind. So kann jemand panische Angst vor Schlangen oder Spinnen haben oder vor großen Höhen. Wir reagieren also anders auf Angst, wenn wir uns an deren Auslöser gewöhnt haben.

Generell kann alles Angst machen. Manche Ängste, wie jene vor Schlangen oder vor Höhen, sind leicht nachvollziehbar. Andere sind weniger leicht verständlich, belasten die Betroffenen jedoch genauso.

Angst zeigt sich immer auf drei Ebenen. Ein Fallbeispiel aus meiner Praxis:

*Sara S., Modedesignerin aus Düsseldorf, flog häufig mit dem Flugzeug zu Modemessen. Eines Tages war das Flugzeug bis auf den letzten Platz besetzt, die Luft war stickig. Sara wurde plötzlich gleichzeitig heiß und kalt. Kalter Schweiß bedeckte ihre Handflächen. Sie spürte, wie sie unter den Achseln schwitzte. Ihr Herz begann zu rasen. Sie dachte: »Himmel, was ist das?« Sie atmete immer schneller und fühlte sich schwindlig. »Jetzt falle ich jeden Moment um und sterbe.« Sie wollte nur noch raus aus dem Flugzeug.*

*Als das Flugzeug gelandet war und die Tür aufging, sprang sie auf und verließ voller Panik den Flieger. »Ich bin gerade noch davongekommen«, dachte sie.*

*Seither fängt ihr Herz an zu rasen, wenn sie nur daran denkt, ein Flugzeug zu betreten.*

An diesem Beispiel sind die drei Ebenen der Angst deutlich erkennbar:

- *Die körperliche Ebene:* Hände und Achseln voll kaltem Schweiß, Herzrasen, schnelle Atmung, Schwindel.
- *Die gedankliche Ebene:* Der Gedanke, jeden Moment tot umzu-fallen. Menschen mit einer Angststörung richten ihre Wahrnehmung übermäßig stark auf mögliche oder vorgestellte Gefahren. Ein eingefahrenes, automatisch ablaufendes Angstdenken ist am Ende die Folge. Allein der Gedanke an Fliegen löst dann sofort eine Angstreaktion aus.
- *Die Verhaltensebene:* Sara wollte seit dem Erlebnis nicht mehr mit dem Flugzeug fliegen. Angst führt dazu, dass wir uns anders als bisher verhalten. Wir fliehen aus der Situation oder tun alles, um nur ja nicht mehr in eine solche Situation zu gelangen.

Alle drei Ebenen sind daran beteiligt, dass Angst entsteht und aufrechterhalten bleibt. Die einzelnen Aspekte der Angst sind jedoch bei verschiedenen Menschen unterschiedlich stark ausgeprägt. Bei manchen – den so genannten »Bauchmenschen« – stehen die körperlichen Symptome im Vordergrund. Andere handeln mehr als »Kopfmenschen«, und so werden sie stärker von den gedanklichen Aspekten der Angst bestimmt. Vorhanden sind jedoch stets alle drei Ebenen.

### Wann ist Angst sinnvoll?

Angst ist sinnvoll als eine rettende Alarmreaktion auf eine tatsächliche Bedrohung. Sie hat sich im Laufe der Evolution entwickelt, damit wir den Gefahren effektiver begegnen können. Die Veränderung unserer Lebensbedingungen der letzten Jahrhunderte hat den Automatismus der Angst nicht verändert. Wir haben noch die gleiche genetische Ausstattung und die gleichen emotionalen Reaktionen wie vor einigen tausend Jahren. Stellen Sie sich einen Höhlenmenschen vor, der plötzlich einem Bären gegenübersteht. Was war in dieser Situation für den Menschen überlebensnotwendig? Er musste entscheiden: Kämpfen oder fliehen? Zu beidem musste er sofort körperlich in der Lage sein. Dies ermöglicht die Angstreaktion. Übertragen auf die heutige Zeit: Nähert sich, während Sie gerade eine Straße überqueren, rasant ein LKW, springen Sie schnell zur Seite. Dazu sind Sie durch die Angstreaktion körperlich bestens gerüstet. Das kann Ihnen das Leben retten.

Biologisch lässt sich die Angstreaktion so erklären: Die körperlichen Veränderungen bei einer Angstreaktion bereiten den Körper auf blitzschnelles Handeln vor. Dazu gehören beispielsweise schnelleres Atmen, stärkere Durchblutung und angespannte Muskeln. In einer Gefahrensituation ist es nicht sinnvoll, lange nachzudenken – daher die Automatisierung des Angstmechanismus: Durch den Tunnelblick ist die Wahrnehmung in einer kritischen Situation ganz auf die Gefahrenquelle konzentriert. Das Gehirn kann dadurch schnell die nützlichen körperlichen Symptome auslösen.

Nun reagiert der Körper aber nicht nur auf Wahrnehmungen der Außenwelt, wie etwa auf die einer realen Gefahr durch Bären. Ihrem Körper ist es völlig egal, ob die Bedrohung – real – aus einem wilden Tier oder – irreal – aus einem Flug nach Hamburg besteht. Er reagiert auf Ihre Bewertung der Situation. Nicht Menschen, Objekte, Situationen oder Ereignisse produzieren die Angst, sondern Sie selbst, indem Sie sie auf eine bestimmte Art und Weise bewerten. Eine Flugreise kann als spannend und angenehm bewertet werden – oder aber als gefährlich und unangenehm. Sie bewerten die Dinge aufgrund Ihrer Lebenserfahrungen. Sind diese in Bezug auf das Fliegen negativ, reicht allein der Gedanke an einen unangenehmen Flug aus, um Ihren Körper blitzschnell zu mobilisieren. Der Körper will ja die vermeintlich gefährliche Flugsituation (= Gefahr) rasch abwenden. Doch im Gegensatz zu einer tatsächlichen Gefahr müssen Sie weder kämpfen noch fliehen. Sie können es auch gar nicht, und so ist es nicht möglich, die durch die Angstreaktion frei werdenden Energien zu nutzen. Die überschüssige Energie richtet sich folglich gegen Ihren eigenen Körper. Das kann schnell in einem unangenehmen, aber nicht lebensbedrohlichen Teufelskreis der Angst enden.

Machen Sie sich klar: Wir haben zu Recht Angst davor, jung zu sterben. Wir fürchten uns davor, unsere Ziele nicht zu erreichen oder einen geliebten Menschen zu verlieren. Wir haben Angst davor, zu versagen oder falsche Entscheidungen zu treffen, die sich in der Folge negativ auswirken. Nur Menschen, die niemals lieben und keine Hoffnungen hegen, haben auch keine Verlustängste. Überlegen Sie einmal: Sind diese Menschen glücklich?

Schwierigen Situationen und Gefahren begegnen wir daher am besten mit einer ausgewogenen Mischung aus Mut, Angst und Vorsicht. Erkennen Sie aber dabei: Hundertprozentige Sicherheit gibt es nicht. Lernen Sie also, mit Ihrer Angst umzugehen. Nie mehr Angst zu haben ist kein realistisches Ziel. Überschreitet Ihre Angst aber ein sinnvolles Maß, sollten Sie sie eindämmen können. Es ist eine Illusion, *die Angst an sich* beseitigen zu können. Der Versuch würde Ihre Anspannung nur noch mehr steigern, und das wollen Sie bestimmt nicht.

## Wenn der Alltag schwierig wird – wenn Angst belastet

Zu große Angst bringt mehr Nachteile als Vorteile mit sich. Sobald Ihre Angst zur Qual wird, ist sie zu groß und nicht mehr in Ordnung. Mit einem solchen Ausmaß an Angst handeln Sie nicht mehr konzentriert. Im Gegenteil: Nach dem Yerkes-Dodson- Gesetz (zu hohe körperliche Aktivierung = geringe Verhaltenseffektivität und umgekehrt) ist die Leistungseffektivität am größten, wenn die körperliche Aktivierung eine mittlere Intensität hat. Zu wenig Anspannung macht uns träge und sorglos, wir verhalten uns lethargisch. Zu viel Anspannung macht uns dagegen konfus, wir verhalten uns ungeschickt und fühlen uns wie gelähmt. Ein mittleres Maß an Lampenfieber beispielsweise spornt einen Schauspieler oder eine Sportlerin am besten zu Höchstleistungen an.

Angst wird aus medizinischer Sicht zur Angststörung, wenn

- sie unangemessen stark ist und ohne reale Bedrohung auftritt,
- sie zu häufig und zu lange auftritt,
- wir ihretwegen angstmachende, objektiv ungefährliche Situationen vermeiden, und
- sie das Leben einschränkt und zu individuellen Leidenszuständen führt.

### Angst ist erlernt – sie kann auch wieder verlernt werden

Die meisten Ängste haben wir im Laufe des Lebens erlernt. Auch die Angst vor dem Fliegen gehört dazu. Solche Ängste laufen nach einem gleichbleibenden Schema ab:

- Ein einzelner *Reiz* genügt, um Angst auszulösen. Der unangenehme Reiz ist beim Fliegen zum Beispiel das Schließen der Flugzeugtür.
- Sie beobachten und hören dies, d. h., sie haben eine bestimmte *Wahrnehmung*.
- Diese Wahrnehmung *bewerten* Sie als bedrohlich und denken unwillkürlich: »O Gott, jetzt komme ich hier nicht mehr raus!«
- Schon schüttet Ihr Körper einen *Hormoncocktail* aus, zusammengesetzt aus Adrenalin, Noradrenalin und Cortisol.

- Dieser Hormoncocktail wiederum löst Ihre *körperlichen Symptome* aus: Ihr Herz rast, Sie bekommen keine Luft oder fühlen sich total verspannt.

Dieses Schema *(Reiz – Wahrnehmung – Bewertung – Hormoncocktail – körperliche Symptome)* läuft bei Angst immer gleich ab. Der Vorgang ist automatisiert und daher sehr schnell. Da ihre Angst aber einem erlernten Schema folgt, können Sie jederzeit umlernen. Lernen Sie, anders mit Ihrer Angst umzugehen, und trainieren Sie dies.

In diesem Buch möchte ich Ihnen zeigen, wie Sie die Angst auslösenden Reize reduzieren und anders bewerten können. Die Bewertung setzt sich immer aus Wissen und Erfahrung zusammen. Es ist daher wichtig, möglichst viel über die Flugangst und Ihre Bewältigungsmöglichkeiten zu erfahren. Setzen Sie dieses Wissen aber auch um, indem Sie sich mit der Angstsituation konfrontieren. Auf diese Weise können Sie Ihr angelerntes Angstschema durchbrechen. Im Training realisieren Sie, dass die vermittelten Techniken Ihnen wirklich helfen. Sie kennen das vielleicht aus dem Sport oder der Musik, wenn Sie ein falsch eingeübtes Musikstück umlernen. Ein erfolgreiches Training wirkt sich positiv auf Ihre Bewertung einer Situation aus. Plötzlich können Sie sich sagen: »Ich schaffe das tatsächlich!« Damit verringert sich in Zukunft auch Ihre Erwartungsangst vor einem Flug.

Ohne diese neue Erfahrung hätten Sie sich zwar das theoretische Wissen angeeignet, wie Sie Ihre Angst bewältigen können. Sie hätten aber nie die eigene Erfahrung gemacht, dass dies auch bei *Ihnen* funktioniert. Das Ganze hätte dann keine positive Auswirkung auf Ihre »Angst vor der Angst«.

## Die Angst vor der Angst

Kann man vor Angst sterben? Nein, Sie können weder vor Angst sterben noch deswegen verrückt werden. (Vgl. auch den Abschnitt »Kann ich vor Angst verrückt werden?«, S. 105 f.) Die Angst vor der Angst zeigt sich etwa als Sorge, während eines Fluges oder in einer anderen Situation eine Panikattacke zu erleiden. Betroffene verspüren in der Panikattacke entweder starke körperliche Symptome oder sie fühlen sich entfremdet von sich selbst (Depersonalisation) bzw. von ihrer Umwelt (Derealisation). In der Folge haben diese Menschen Angst vor der Angst, sie befürchten zu sterben oder dauerhaft verrückt zu werden. Eine Panikstörung wird entscheidend durch die Angst vor einer neuen Attacke aufrechterhalten. Die Betroffenen versuchen, aus Angst vor den körperlichen oder psychischen Angsterscheinungen diese zu unterdrücken. Das ist jedoch genauso vergeblich wie der Versuch, einen Ball dauerhaft unter Wasser zu drücken. Die Anstrengungen kosten Kraft. Meist können diese Menschen kaum einschätzen, wie lange ihre Kraft dafür ausreicht: Wird der Ball jeden Augenblick ungebremst nach oben sausen? Wie lange muss ich noch in dieser unliebsamen Situation verharren? Der ständige Blick auf die Uhr ist dann in der Flugsituation vorprogrammiert.

Um mit Panikattacken fertig zu werden, ist Folgendes wesentlich: Versuchen Sie nicht, Ihre Angstsymptome zu unterdrücken. Lernen Sie stattdessen, mit den körperlichen Symptomen umzugehen (konkrete Hilfestellungen erhalten Sie im praktischen Teil dieses Buches).

Sie können auch unter kontrollierten Bedingungen eine Panikattacke provozieren. Holen Sie sich dazu professionelle Hilfe von einem erfahrenen Arzt/einer Ärztin oder einem Verhaltenstherapeuten/einer Verhaltenstherapeutin. Sie können auf diese Weise erkennen: Die Panikattacke kann Ihnen nichts anhaben.

Sie verlieren die Angst davor. Wenn Sie jedoch nichts dagegen unternehmen, geraten Sie schnell in einen Teufelskreis der Angst, wie ich Ihnen an dem folgenden Beispiel kurz demonstrieren möchte. Die kursiv gedruckten Wörter verdeutlichen Ihnen noch einmal das Angstschema:

- Sie *spüren* abends im Bett, kurz vor dem Einschlafen, wie Ihr Herz schneller schlägt. Sie haben dadurch das Gefühl, nicht ausreichend atmen zu können.
- Sie *nehmen* diese Veränderung *wahr*.
- Sie *bewerten* die Veränderung als bedrohliches Zeichen.
- Sie *bekommen Angst*, weil Sie glauben, Ihr Körper sei in Gefahr.
- Durch den *Hormoncocktail* verstärken sich die körperlichen Symptome noch mehr. Ihr Herz schlägt jetzt noch schneller, Sie bekommen subjektiv noch weniger Luft und steigern sich nun in einer negativen Spirale in den Teufelskreis der Angst immer stärker hinein.

Diese negative Spirale macht deutlich: Körperliche Symptome werden immer stärker, je mehr Sie auf sie achten. Warum? Sie haben keine korrekte Erklärung für Ihre körperlichen Beschwerden, also empfinden Sie diese verständlicherweise als gefährlich und bekommen Angst. Aber je ängstlicher Sie werden, desto stärker werden auch die Symptome. Manche Menschen, die einmal eine solche für sie unberechenbare Form der Angst erlebt haben, werden sehr empfindlich gegenüber diesen körperlichen Veränderungen. Sie nehmen jedes Anzeichen blitzartig wahr, bewerten es als angsteinflößend und setzen damit diese Spirale immer wieder in Gang.

Die erste Panikattacke im Flugzeug entsteht in den meisten Fällen nach einer länger andauernden Stressphase. Konkret und massiv, mit den genannten körperlichen oder psychischen Symptomen, taucht sie dann auf, wenn der ärgste Stress vorbei ist. War der Stresshormonspiegel über einen längeren Zeitraum erhöht, sinkt er nämlich mit nachlassender Belastung nicht sofort auf das Normalmaß zurück, sondern baut sich über eine Panikattacke ab. Aufgrund der zeitlichen Verzögerung bringen wir eine Panikattacke aber selten mit Stress in Verbindung, sondern schieben sie auf die Situation, in der wir sie gerade erleben. Wir vermeiden lieber in Zukunft diese Situation und steigen nicht mehr in ein Flugzeug, wenn uns die Panik dort überrascht hat. Würden wir hingegen etwas gegen den Stress unternehmen, wie beispielsweise regelmäßig eine gesunde Ausdauersportart betreiben, könnte die aufgestaute körperliche Energie sinnvoll und gesund abgeführt werden und die Symptome würden verschwinden. Dazu jedoch im praktischen Teil mehr.

## »Augen zu und durch« – die Angst nicht wahrhaben wollen

»Augen zu und durch« – diese Methode kostet viel Kraft, und es ist auch nicht sicher, ob sie zu einem guten Ergebnis führt. Sie können nie verlässlich einschätzen: Wird Ihre Kraft ausreichen, um die Angst zu unterdrücken? Oder landen Sie doch in einer gefürchteten Panikattacke?

Aus Angst vor diesen Unsicherheiten wollen viele Menschen am liebsten vor einer angstmachenden Situation kneifen. Sie nutzen dann häufig folgende Ausweichmanöver:

- Die Betroffenen vermeiden die angstbesetzte Situation an sich. Um nicht in ein Flugzeug zu steigen, schieben sie Argumente vor wie: »Man kann auch mit dem Auto schöne Ziele erreichen« oder »Europa ist wunderschön«. Beide Sätze sind natürlich wahr. Sie sollten jedoch nicht als Vorwand dienen, um die Situation des Fliegens zu vermeiden.
- Der ständige Blick zur Uhr wird zum festen Bestandteil eines

Fluges. Sie denken sich: »Zwei Stunden lang kann ich den Zustand gerade noch ertragen. Darüber hinaus verliere ich bestimmt die Kontrolle.« Achtung: Bei diesem Ausweichmanöver stehen zu viele Fragezeichen im Raum! Zum einen wissen Sie nicht genau: Werden Sie diese zwei Stunden überhaupt ohne Angstattacke durchhalten? Der Flug könnte außerdem auch Verspätung haben. Was machen Sie dann? Zum anderen fragen Sie sich selbst: Was geschieht mit mir, wenn ich die Kontrolle verliere?

- Viele Menschen klammern sich an Hilfsmittel: Valiumtabletten, Talismane und dergleichen. Sein Wohlbefinden davon abhängig zu machen ist jedoch nicht empfehlenswert: Vergessen Sie nämlich Ihr Hilfsmittel zu Hause, erschrecken Sie – und schon sind Sie womöglich mitten in einem Angstanfall. Sehen Sie von Medikamenten besser ab (Ausnahme: nach ärztlicher Verordnung), denn sie können körperlich abhängig machen. Auch die psychische Gewöhnung daran ist problematisch. Schließlich wollen Sie es ja aus eigener Kraft schaffen.

- Ängstliche Menschen beobachten gern ihre körperlichen Symptome – und bewerten sie falsch. Sie messen z. B. ihren Blutdruck, lesen dann in medizinischen Büchern nach, welche körperlichen Symptome zu welchen Krankheiten gehören (z. B. hoher Blutdruck – Gefahr eines Herzinfarkts). Entdecken sie dann ein solches Anzeichen an sich selbst, steigt die Angst noch mehr. Die Symptome schaukeln sich dadurch noch mehr auf. Schon befinden sie sich mitten in einem Teufelskreis der Angst. Daher: Beachten Sie ruhig Ihre körperlichen Symptome, aber ordnen Sie diese korrekt ein. Auch dabei soll Ihnen dieses Buch helfen.

## »Ich fahre auch nicht mehr U-Bahn ...« – Was geschieht, wenn ich nichts gegen meine Angst unternehme?

Viele Menschen machen sich Hoffnungen: Die Angst wird schon wieder von allein vergehen. Dies kann zwar manchmal eintreten. Praxis und Forschung zeigen jedoch: Bei vielen Betroffenen bleiben die Ängste nur für einige Zeit aus und kehren dann wieder. Warum ist das so?

Wenn Ihnen eine Situation Angst macht, ist es nur natürlich, dass Sie eine der genannten Ausweichstrategien verwenden. Die meisten Menschen vermeiden eine solche Situation, wenn dies möglich ist. Damit erhöhen Sie jedoch das Risiko, dass die Angst sich immer mehr ausbreitet. Warum? Kurzfristig machen Sie die positive Erfahrung: Alle Symptome sind verschwunden. Das verleitet dazu, diese vordergründig erfolgreiche Strategie der Vermeidung auch in anderen Situationen anzuwenden. Dadurch dehnt sich die Angst aus. Man nennt dies Generalisierung der Angst.

Angst zieht häufig noch weitere Probleme mit sich. In Extremfällen greifen so manche Betroffene in ihrer Verzweiflung zu Alkohol oder Medikamenten.

Ihre Flugangst tatsächlich bewältigen zu wollen kann hingegen zu einer Entwicklungschance werden. Indem Sie lernen, mit diese Angst umzugehen, machen Sie sich mit Strategien vertraut, die Ihnen auch in anderen Bereichen hilfreich sein können.

## 2. Das Besondere an der Flugangst (Aviophobie)

Die Flugangst ist eine spezifische situative Phobie. Das heißt: Die Betroffenen empfinden eine eng umschriebene, auf eine bestimmte Situation beschränkte unangemessene und anhaltende Angst. Sie versuchen unter allen Umständen, einen Flug zu vermeiden oder sich zumindest nicht mit ihrer Angst davor auseinander zu setzen.

### Das Flugzeug – ein idealer Nährboden für Ängste

Die Flugangst vereint verschiedene Ängste.
- Die Höhenangst kann eine Rolle spielen. Das Flugzeug befindet sich meist in ca. 11 000 Metern Höhe.
- Dazu kommt häufig ein Gefühl von Klaustrophobie. Sie befinden sich in einem engen Raum und können nicht jederzeit die Türen öffnen und das Flugzeug verlassen.
- Sie geben die Kontrolle über die Situation an die Piloten ab. Meist haben Sie diese nicht einmal gesehen. Wenn Sie grundsätzlich schwer die Kontrolle abgeben können, ist dies ein wesentlicher Faktor für Ihre Flugangst.
- Auch soziale Ängste können eine große Rolle spielen. Vielleicht haben Sie Angst davor, eine Panikattacke vor den Augen anderer Menschen zu erleiden. Oder Sie fürchten sich davor, dass Ihnen übel wird und die Sitznachbarn Ihnen dabei zuschauen. Hier kommen alle Situationen zum Tragen, in denen Sie sich ängstlich fragen: »Was denken andere Menschen von mir?«
- Der Aufenthalt in einem Flugzeug ist auch deshalb ein idealer Nährboden für Ängste, weil die Passagiere phasenweise angeschnallt auf Ihren Sitzen verharren müssen. Dies widerstrebt

vor allem gestressten Menschen: Sie fühlen sich körperlich stark aktiviert und verspüren einen enormen Drang, sich zu bewegen. Es gibt jedoch nichts zu tun, außer den Gedanken nachzuhängen – ein idealer Ausgangspunkt, um in den Teufelskreis der Angst zu geraten. Angstgedanken erzeugen Angstgefühle. Angstgefühle erzeugen wiederum ängstliche Gedanken. Siehe hierzu auch den Abschnitt »Kann ich vor Angst verrückt werden?« (S. 105 f.)

- Fliegen ist für die meisten Menschen immer noch etwas Mysteriöses. Das begünstigt entstehende Ängste. Wir wissen kaum, wie so ein Flugzeug funktioniert. Seltsame Geräusche oder kurzfristige Änderungen im Flugablauf ziehen unsere ängstliche Aufmerksamkeit auf sich. Ein Beispiel: Die Triebwerke werden kurz nach dem Start leiser. Das ist ein völlig normaler Vorgang für den Flugverlauf und für den Piloten. (Vgl. auch das Kapitel »Technisches Wissen über das Fliegen«, S. 108 ff.) Ein hinterfragender Passagier hingegen ist noch auf Start programmiert, das nachlassende Geräusch in dieser Flugphase beunruhigt ihn. Das Fachwissen über das Fliegen fehlt – automatisch denkt er nun an eine Katastrophe. Wenn er dann noch Details aus dem letzten Katastrophenfilm in Erinnerung hat, ist auch hier der Teufelskreis der Flugangst vorprogrammiert.

- Die »unsichtbare« Luft. Man sieht als Passagier nichts, aber plötzlich sind Turbulenzen zu spüren. Wie kann es sein, dass das Flugzeug nicht wie ein Stein vom Himmel fällt? Was hält das Flugzeug in der Luft? Das Medium Luft ist für viele Menschen »nichts«. Sie vertrauen nicht in dessen Kraft. Informationen zu diesem Thema können Sie im Kapitel »Technisches Wissen über das Fliegen« (S. 108 ff.) nachlesen.

- Bei Menschen mit Flugangst ist auch der Gedanke weit verbreitet, dass ein Zwischenfall oder auch Unfall zwangsläufig zum Tod führt. Diese Verknüpfung von Tod und Fliegen führt natürlich unweigerlich in eine große Angst vor dem Fliegen.

Auch hier hilft Ihnen das Kapitel »Technisches Wissen über das Fliegen« dabei, die Gefahrengedanken realistischer einzuschätzen, und Sie lernen, dass nicht jeder Zwischenfall oder Unfall zu einer Katastrophe führen muss. Wichtig ist hier, dass man die Katastrophenvorstellungen schrittweise durch realistisches Wissen relativiert (z. B.: Ausfall eines Triebwerkes – das Flugzeug kann dann auch ohne eine Notlandung ganz normal auf einem Flughafen landen; Ausfall aller Triebwerke – auch wenn dies extrem unwahrscheinlich ist, fällt ein Flugzeug nicht wie ein Stein vom Himmel, sondern kann aus dem normalen Reiseflug von ca. 11 000 Metern noch 200 km weit gleiten).

## Die Flugangst – wie eine einzelne Phobie Ihr Leben beeinträchtigen kann

Manche Menschen empfinden ihre Flugangst nur als lästige Angewohnheit. Viele aber fühlen sich davon stark eingeschränkt. Einige stellen ihr gesamtes Leben um, um der angstauslösenden Flugsituation auszuweichen. Ganz gleich, wie stark Ihre Flugangst ausgeprägt ist – es gibt viele Gründe, warum Sie etwas dagegen unternehmen sollten:

• Die Flugangst beeinträchtigt Sie in Ihrem beruflichen Alltag. Ein Beispiel aus meiner Praxis ist Herr Dr. Heiner K. Er war Physiker an einer deutschen Universität. Sein Beruf zwang ihn zunehmend, mit dem Flugzeug zu verreisen. Schließlich schaffte er dies aufgrund seiner Flugangst nicht mehr. Er gab schweren Herzens seinen hochdotierten Beruf auf und unterrichtete fortan an einem Gymnasium. Eine seiner Klassen gewann einen Wettbewerb, damit verbunden war eine Reise in die USA – mit ihrem Lehrer, Herrn Dr. K. Seine Flugangst hatte ihn wieder eingeholt.

- Die Flugangst beeinflusst Ihr Privatleben. Sie vermeiden zum wiederholten Male eine geplante Flugreise. Im ersten Moment nach der Absage waren Sie grenzenlos erleichtert, alle Anzeichen von Angst waren wie weggeblasen. Als Sie Ihren Lieben jedoch hinterherwinken und dann den Rückweg nach Hause antreten, fühlen Sie sich niedergeschlagen. Ihre sozialen Kontakte und Ihr Selbstbewusstsein leiden immer mehr unter Ihrer Flugangst.
- Die Flugangst beeinflusst weitere Lebensbereiche. Vielleicht sind Sie früher ohne Probleme geflogen. Plötzlich geht das nicht mehr. Dies verunsichert Sie unter Umständen auch in anderen Lebensbereichen. Sie wenden die Vermeidungsstrategie, die sich aus der Flugangst ergeben hat, auch auf andere Lebensbereiche an. Sie vermeiden fortan vielleicht Tunnel, U-Bahnen, Menschenansammlungen etc.
- Wenn man eine ganz normale Angst durch Vermeidung bewältigen möchte, entsteht leicht ein Gefühl von Stagnation. Sie sind sonst vielleicht gar nicht der Typ, der eine unangenehme Situation nicht »anpackt«! Plötzlich haben Sie erstmals, durch die Flugangst, das Gefühl, mit dem Rücken zur Wand zu stehen, und fühlen diese Passivität. Dies bremst Sie auch in anderen Bereichen. Sie büßen dadurch Selbstbewusstsein ein.

# 3. Wie kommt es zur Flugangst?

## »Das ist gerade noch gut gegangen« – wie wir einen Flug erleben und interpretieren

Häufig entwickeln wir Angst erst durch ein unangenehmes oder beängstigendes Erlebnis. In der Folge fürchten wir uns vor exakt dieser oder einer ähnlichen Situation. Ein Fallbeispiel:

*Ricardo M. aus Mannheim war als Kind fünf Stunden lang in einem Aufzug eingeschlossen, weil der Strom ausgefallen war. Er fragte sich, wie lange seine Befreiung wohl noch dauern würde. Ob er jemals wieder herauskäme? Nachdem er nach einer Stunde immer noch nicht befreit war, ängstigte er sich immer mehr. Er dachte: »Ich werde ersticken und hier drin sterben!« Damit gingen typische Erregungszustände einher: Er zitterte, sein Herz raste, er bekam kaum Luft. In den weiteren vier Stunden verstärkte sich Ricardos Leidensdruck ungemein. Nach seiner Befreiung konnte er nicht mehr mit einem Aufzug fahren.*

*Im Laufe der Zeit übertrugen sich die Angstgefühle aus der Aufzugsituation auch auf andere, ähnliche Situationen. Ricardo fürchtete sich in allen möglichen Situationen, bei denen er sich eingeschlossen fühlte. Er verreiste ungern mit dem Zug oder dem Flugzeug. Eines Tages konnte er kein Flugzeug mehr betreten. Die Aufzugangst hatte sich auch auf das Fliegen übertragen.*

Ähnlich ist es, wenn wir einmal einen turbulenten Flug miterlebt und die Vorgänge mangels richtiger Information als bedrohlich eingeschätzt haben. Dies ist übrigens sehr verständlich: Gibt es keine Erklärung für scheinbar seltsame Vorgänge im Flugzeug, machen wir uns logischerweise selbst Gedanken, gespickt mit Laienwissen aus Zeitungen oder Katastrophenfilmen, angereichert mit »Informationen« von Bekannten oder Freunden. Fast jeder hat etwas zu »berichten«, wenn es um das Fliegen geht. Vor allem wenn für normale Vorgänge wie ein Absacken des Flugzeugs oder Erschütterungen durch Turbulenzen keine Erklärungen gegeben werden, stellten sich manche Menschen die ärgste Katastrophe vor – und dadurch kommt natürlich die Angstspirale in Gang. Der Effekt ist ähnlich wie bei Ricardo. Eine ehemals unproblematische Situation, nämlich das Fliegen, wird zu einem Problem.

Auch eine selten vorkommende, objektiv gefährliche Situation beim Fliegen, wie z. B. Feuer an Bord, kann verständlicherweise zu Flugangst führen. Hier ist es wichtig, das Erlebnis mit Hilfe eines Fachmanns konkret aufzuarbeiten.

## »Wieso habe ich plötzlich Angst vor dem Fliegen?« – Stress als heimlicher Angstmacher

Wir erleben täglich diverse schwächere und stärkere Belastungen, in der Umgangssprache Stress genannt. Entscheidend ist: Was empfinden wir als belastend? Unser Organismus erträgt Stress eine Weile relativ gut. Geraten wir aber in die Phase der Erschöpfung, empfinden wir das Ganze als unangenehmen Stress. Wir spüren eine Überforderung.

Sehen Sie sich die Grafik auf S. 34 an (Abb. 1): Ziehen Sie sich in der Mitte gedanklich einen Trennstrich. Auf der linken Seite ist die allgemeine Anspannung gering. Dies könnte eine entspannte Urlaubssituation sein. Tritt eine Belastung auf, kommt es schnell und automatisch zu diversen Körperreaktionen: Sie atmen schneller, das Herz rast, Sie spannen die Muskeln an. Sie fühlen sich zunehmend erregt. All dies bereitet den Körper darauf vor, in einer wichtigen Situation schnell zu reagieren. Wie die Grafik zeigt, erreichen Sie in diesem Entspannungszustand lediglich in einem Fall die unangenehme Angstschwelle: in der sehr starken Belastungssituation. Dies könnte z. B. ein Aquaplaning auf der Autobahn sein – also eine wirklich bedrohliche Situation, in der Sie körperlich aktiv werden müssen. Sie managen diese Situation somit durch eine Handlung und bauen damit die angestaute Energie sinnvoll wieder ab.

Auf der rechten Seite der Grafik ist Ihre allgemeine Anspannung dargestellt, die bereits sehr hoch ist. Dies geschieht heutzutage meist durch eine Ansammlung verschiedener Stresssituationen (etwa Geburt eines Kindes, Hausbau, neuer Beruf,

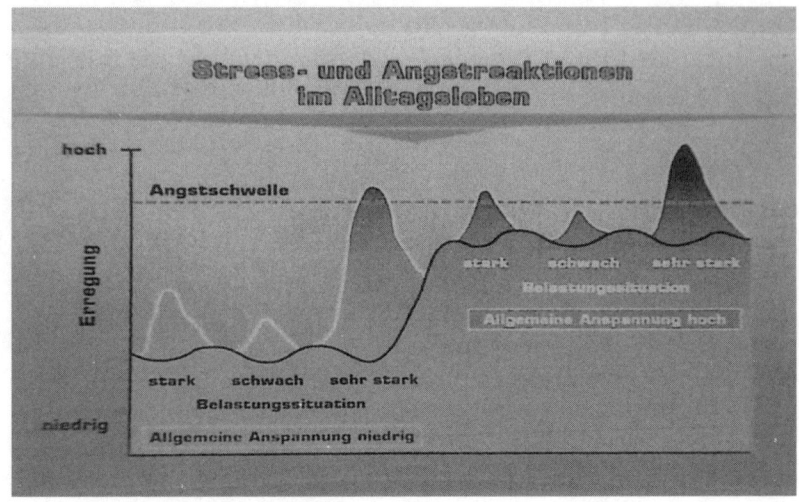

Abb. 1: Stress- und Angstreaktionen

Trennung, etc.). Stellen Sie sich z. B. einen Dienstagmittag vor, Sie haben einen Zahnarzttermin, sind bereits 10 Minuten verspätet, haben Ärger mit Ihrem Chef und Ihre Frau hat Ihnen mitgeteilt, dass Sie auch einmal wieder etwas mehr Zeit für die Familie aufbringen könnten. Ihre Grundanspannung ist in diesem Fall also sehr hoch. Sie haben das Gefühl, nicht allen Anforderungen gerecht werden zu können. Nun müssen Sie am Abend beruflich fliegen. Vielleicht sind Sie noch nie gern geflogen. Bisher hat es Ihnen aber nichts ausgemacht. Sie spürten ein wenig Unwohlsein, vielleicht einen kurzen Schreckmoment bei der einen oder anderen Turbulenz, aber nichts Bleibendes. Auf diesem Flug kommen Sie jedoch erstmals über die Angstschwelle, weil Ihre Grundanspannung bereits im Vorfeld stark erhöht war. Dadurch wird das Fliegen zu einer großen Belastung. Dies wirkt sich von nun an auf Ihren Umgang mit Flugsituationen aus.

Um Ihre Angst zu verstehen, ist es wichtig zu erkennen: Sie können dieselbe Belastung unterschiedlich stark erleben. Dies

34

hängt von Ihrem Allgemeinzustand ab. Auf der rechten Seite der Grafik ist die allgemeine Anspannung bereits hoch. In einer solchen Phase führen die gleichen Belastungen leichter zu unangenehmen Angstzuständen mit all ihren körperlichen Begleiterscheinungen.

Ein Flug kann an solchen Tagen ganz plötzlich zum Problem werden. Warum? Sie sitzen angespannt und auf relativ beengtem Raum angeschnallt im Flugzeug. Dadurch spüren Sie plötzlich Ihre unangenehmen körperlichen Symptome (resultierend aus der hohen Grundanspannung und der eingeschränkten Bewegungsmöglichkeit an Bord eines Flugzeugs). Sie haben nun den dringenden Wunsch zu fliehen, denn Sie können Ihre körperlichen Symptome nicht einschätzen und befürchten, die Kontrolle zu verlieren oder gar einen Herzinfarkt zu erleiden. Sie schieben all diese Symptome natürlich auf die Flugsituation und bringen sie nicht mit der hohen momentanen Grundanspannung in Verbindung. Da Ihnen dieser Flug nun so bedrohlich erschien, möchten Sie in Zukunft verhindern, wieder in solch eine Situation zu gelangen, und vermeiden fortan das Fliegen, anstatt etwas gegen Ihre hohe Grundanspannung zu unternehmen.

Je angespannter Sie sich durch den Stress bereits fühlen, desto leichter führt eine bisher als geringe Belastung angesehene Situation zu einer Angstattacke. Angst und Stress haben dieselben körperlichen Vorgänge zur Grundlage. Und schon ist durch die unangenehme Erfahrung aus der ehemals unproblematischen Situation Fliegen eine angsteinflößende Situation geworden. Bei Angst oder Stress durchläuft unsere körperliche Anpassung an die Situation drei Phasen:

- Die *Alarmreaktion*: Der Körper bereitet sich auf eine Höchstleistung vor. Die Stresshormone Adrenalin, Noradrenalin und Cortisol (= körpereigenes Kortison) werden ausgeschüttet. Darauf reagieren wir z. B. mit Herzrasen, beschleunigter Atmung usw. Bei psychischem Stress wie der Flugangst wird der Körper zu stark mobilisiert, denn es folgt ja kein Verhalten, das einem Kampf oder einer Flucht gleicht. Wir fühlen uns in der Folge körperlich sehr angespannt, bauen diese Energie jedoch nicht ab, weil wir uns im Flugzeug nicht oder kaum bewegen können.

- Die zweite Phase ist die *Anpassungsreaktion* des Körpers. Der Organismus baut die Stresshormone jetzt wieder ab. Spürbares Zeichen hierfür ist beispielsweise erhöhte Magen- und Darmtätigkeit bis zur Übelkeit.
- Zuletzt tritt die so genannte *Erschöpfungsphase* ein. Haben wir einen Stresszustand erfolgreich hinter uns gebracht, setzen Entspannung und Erholung ein.

Stehen wir z. B. durch berufliche Überanstrengung dauerhaft unter Stress, kann dieser sonst perfekt eingespielte vegetative Ablauf durcheinanderkommen. Wir können uns kaum regenerieren, fühlen uns matt und abgeschlagen, eventuell depressiv und todmüde.

Neuere Forschungen haben sogar ergeben: Bei langanhaltendem Stress werden auch die Nerven leichter erregbar. Dadurch reagieren wir natürlich auch wieder eher mit Angst. Eine hohe Grundanspannung kann also eine Panikattacke begünstigen. War der Stresspegel über einen längeren Zeitraum erhöht, sinkt er bei nachlassender Belastung nicht sofort auf sein Normalmaß zurück. Der Körper hilft sich dann möglicherweise dadurch, dass er über eine Panikattacke überschüssige Energie abbaut.

## Flugangst, ohne je geflogen zu sein

Schlecht recherchierte Medienberichte über Flugzeugabstürze oder so genannte Fast-Katastrophen rücken auch wenig wahrscheinliche Gefahren ins Bewusstsein. Wäre jeder Autounfall, der sich ereignet, in der Zeitung auf ähnliche Art und Weise dargestellt, hätten wir wahrscheinlich auch sehr häufig Angst vor dem Autofahren. Mit ihren dramatischen Bildern und den oft reißerischen Darstellungen der Schicksale der Verunglückten und ihrer Angehörigen können derartige Berichte die Angst vorm Fliegen verstärken, denn es sind zum einen genau diese Bilder, die immer dann abgerufen werden, wenn wir vielleicht einmal eine Flugreise planen wollen, und die dann zu starken Angstempfindungen führen. Zum anderen wird durch diese personifizierte Darstellung der Medien eine hohe Identifikationsmöglichkeit mit den Opfern geschaffen. Dadurch können wir Flugangst modellhaft erlernen, ohne je selbst geflogen zu sein. Da wir in der heutigen Zeit in einer sehr mediengesteuerten Welt leben, können diese Berichte in der Entwicklung von Flugangst eine nicht unbedeutende Rolle spielen.

Eine weitere Möglichkeit, Flugangst zu haben, ohne jemals selbst geflogen zu sein, spielt das Elternhaus. Wenn die Eltern vielleicht selbst unter dieser Angst litten, kann sich dies durch häufige Gespräche über dieses Thema auch auf die Kinder übertragen.

## 4. Flugangst: Welcher Typ sind Sie?

Lesen Sie sich die nachfolgenden Beispiele in Ruhe durch. In welcher Beschreibung der drei Typen von Flugängstlichen finden Sie sich selbst wieder? Am Ende jeder Typenbeschreibung empfehle ich Ihnen eine bestimmte Hilfestellung, die für Sie besonders empfehlenswert sein könnte und die Sie dann in Teil 2 des Buches nachlesen können.

## »Ich komme hier nicht mehr raus!« – flugängstliche Menschen mit Platzangst

*Helmut B. aus Berlin sollte als leitender Angestellter einer Computer-firma nach Bangalore in Indien fliegen. Er hatte in der Zeit davor viel Stress am neuen Arbeitsplatz, zudem war er Vater von Zwillingen geworden.*

*Herr B. hatte bis dahin nie ein Problem gehabt, mit dem Flugzeug zu verreisen. Dieses Mal jedoch erwischte ihn eine Panikattacke mitten im Trubel beim Einsteigen. Sein Herz raste, er fühlte sich, als würde ihm jemand die Kehle zudrücken. Seine Arme und Beine zitterten, ihm wurde schwindlig. Herr B. wäre am liebsten davongelaufen. Er hatte jedoch Angst, dabei zusammenzubrechen. Auch fürchtete er berufliche Konsequenzen. Also blieb er an Ort und Stelle. Wegen seiner Symptome hatte er panische Angst davor, an einem Herzinfarkt zu sterben. Mit scheinbar letzter Kraft setzte er sich auf seinen Sitz im Flugzeug. Er ließ während des Fluges, wie in einem Film, alles über sich ergehen. Völlig fertig kam Herr B. in Bangalore an.*

*Herr B. hat seitdem Angst vor der Angst beim Fliegen.*

Dieses Fallbeispiel macht deutlich: Menschen mit Platzangst haben weniger Angst, dass das Flugzeug abstürzt oder ein technisches Problem auftritt. Sie fürchten sich vielmehr davor, keinen Fluchtweg aus ihrer Situation zu finden. Das Sich-Schließen der Flugzeugtür ist für sie eine kritische Situation. Es beunruhigt die Betroffenen ungemein, weil sie ihre Paniksymptome nicht vorhersehen können. Ihnen graut davor, mit den unangenehmen Reaktionen ihres eigenen Körpers nicht fertig zu werden oder gar zu sterben. In der Folge wagen sie sich nur noch in Situationen, aus denen sie jederzeit entkommen könnten. Sie gehen, im Extremfall, nur an Orte, wo jederzeit medizinische Hilfe bereitsteht. Diese Menschen glauben, ihren Körper oder ihre Psyche nur unzureichend unter Kontrolle zu haben. Daher vermeiden sie Orte oder Situationen, in denen sie die Kontrolle verlieren könnten.

Das bedeutet für das oben genannten Fallbeispiel: Helmut B. wird das Fliegen vermeiden, wann immer es geht. Irgendwann wird er das Fliegen gar nicht mehr ertragen können. Er wird vielleicht seinen Beruf wechseln, um sich nur ja nicht Zuständen ausgeliefert zu fühlen, wie sie auf dem Flug nach Indien eingetreten waren.

Besonders schlimm ist es für die Betroffenen, wenn sie wissen: Nächste Woche steht wieder ein Flug an. Ihre Erwartungsangst (die Angst vor der Angst) kann dann so dominant werden, dass sie kaum noch entspannt auf die Situation zugehen können.

Diese panische Reaktionsbereitschaft entsteht, weil die Betroffenen hier ihren ersten Anfall hatten und die Erfahrung gemacht haben: Wenn ich den Ort verlasse, sind alle negativen Symptome sofort weg. Kaum plant man jedoch eine Flugreise, sind alle Symptome der Angst wieder da.

Stellen sich die Betroffenen der Situation nicht, um sie zu bewältigen, kann es – wie schon erwähnt – zu einer Generalisierung der Angst kommen. Helmut B. fuhr nach einiger Zeit nicht mehr mit der U-Bahn. Er nahm lieber die Treppe als den Fahrstuhl. Er vermied grundsätzlich Massenveranstaltungen wie z. B. Fußballspiele.

Die Symptomatik einer Platzangst ist oft unterschiedlich stark ausgeprägt. Die Ängste wirken daher auf die Betroffenen unberechenbar. Einmal bewältigen sie eine angstbesetzte Situation leichter, ein anderes Mal schwerer. Das hängt davon ab, wie gestresst sie sich gerade fühlen, wie hoch folglich ihre Grundanspannung gerade ist. Die Betroffenen fühlen sich wegen dieser Schwankungen einer Flugsituation hilflos ausgeliefert. Herr B. fürchtet ständig um sein körperliches und seelisches Wohlbefinden. Er hat Angst, verrückt zu werden, die Kontrolle zu verlieren oder vor Angst zu sterben.

Diese Form der Flugangst kann zudem durch soziale Ängste geprägt sein. Davon betroffene Menschen fürchten sich davor, dass sie in der Öffentlichkeit unangenehm auffallen. Die Vorstellung ist ihnen peinlich, sich im Flugzeug plötzlich völlig »daneben«zubenehmen oder gar »durchzudrehen«. Alle Gedanken kreisen um die Frage: »Was denken die anderen Passagiere von mir?«

### ■ Praxistipp für Flugängstliche mit Platzangst

Achten Sie besonders auf die Übungen gegen die *körperlichen Symptome* Ihrer Angst in Teil 2 dieses Buches. Nutzen Sie darüber hinaus auch die Möglichkeit, an einem Stressabbauprogramm teilzunehmen (Informationen dazu gibt es bei vielen Krankenkassen) oder machen Sie sich durch eine geeignete Lektüre mit Ihren Stresssymptomen vertraut. Hinweise dazu finden Sie im Anhang.

### »Hilfe, eine Turbulenz!« – die Macht der Gedanken

*Gertraud H. aus Bad Soden war nie besonders gern mit dem Flugzeug unterwegs. Aber seit einem turbulenten Flug nach Teneriffa vor drei Jahren vermeidet sie das Fliegen ganz.*

*Sie stieg damals mit ihrer Freundin in den Ferienflieger und freute sich auf entspannte Urlaubstage. Etwa zwei Stunden nach dem Start kam eine Ansage aus dem Cockpit: Alle Passagiere sollten sich anschnallen, weil das Flugzeug gleich durch eine örtliche Turbulenz fliegen werde. Unmittelbar danach folgte mit einem Gong das Anschnallzeichen. Frau H. hatte Turbulenzen dieser Art noch nie erlebt. Das Flugzeug wurde nach unten und wieder nach oben gedrückt. Es schwankte so sehr nach links und rechts, dass Frau H. befürchtete, es würde zur Seite abkippen. In der Kabine kam Unruhe auf. Einigen Passagieren wurde übel. Die Turbulenzen dauerten nach Frau H.s Ermessen »ewig«. Sie begann, sich gedanklich von der Welt zu verabschieden. Sie dachte, ihre letzte Stunde habe geschlagen.*

*Das Flugzeug landete nach weiteren anderthalb Stunden unversehrt auf Teneriffa. Für Frau H. war klar: »Ich habe nur mit größtem Glück überlebt.« Nach ihrem Urlaub trat sie notgedrungen den Rückflug an. Sie ertrug ihn jedoch kaum. Frau H. ist seitdem nie wieder geflogen.*

Dieses Fallbeispiel macht deutlich: Mangelndes Wissen über den Flugverlauf führt gedanklich schnell in ein Horrorszenario und damit in die Angstspirale. Die meisten Menschen wissen wenig über die technischen Hintergründe im Flugzeug. Turbulenzen wirken auf diese Menschen daher gefährlich, sie sind mit dem Alltagswissen nicht erklärbar. In einer Situation, wie sie Frau H. erlebte, lösen Vorstellungen von einer drohenden Katastrophe das Angstschema aus. Die Betroffenen können ihre Gedanken nicht mehr kontrollieren. Im Kopf läuft ein Film von den Stationen des Unglücks ab, frei nach dem Motto: »Was wäre wenn …?« Die Betroffenen steigern sich auf diese Weise immer stärker in ihre Angst hinein. Wichtig ist es, diesen Katastrophenbildern konkretes Wissen z. B. aus dem technischen Bereich entgegenzusetzen und dadurch das Ablaufen eines Katastrophenfilms zu verhindern.

### ■ *Praxistipp für Flugängstliche mit Angst vor Katastrophen*

Verschaffen Sie sich Informationen aus erster Hand über die Technik und die Abläufe in der Verkehrsfliegerei. Ich erkläre Ihnen in Teil 2 dieses Buches ausführlicher, wie Sie sich nach einem *mentalen Training* wieder mit der gefürchteten Flugsituation konfrontieren können. Nutzen Sie dazu auch den Abschnitt »Technisches Wissen über das Fliegen« (S. 108 ff.).

## »Ist der Pilot auch vertrauenswürdig?« – die Schwierigkeit, die Kontrolle abzugeben

*Roland R., Unternehmensberater aus Düsseldorf: »Wenn ich mit dem Flugzeug unterwegs bin, fliege ich in Gedanken immer mit. Höre ich ein ungewöhnliches Geräusch oder hat ein Flug Verspätung, bin ich schweißgebadet. Ich bin davon überzeugt, dass irgendetwas nicht stimmt. Ich vertraue den Piloten nicht! Warum sollte ich? Ich habe in der Zeitung von alkoholisierten Piloten gelesen. Ich weiß ja nichts über sie. Ich steige ja auch nicht zu jedem ins Auto! Fahre ich als Beifahrer mit, bin ich ebenfalls sehr angespannt und bremse ständig mit. Ich bin immer total fertig, wenn ich am Zielflughafen ankomme. Ich muss mich zu meinem Meeting total überwinden. Im Flugzeug merkt man mir nicht unbedingt etwas an. Ich bin höchstens etwas aggressiver als sonst.«*

Dieser Typ von flugängstlichen Menschen hat ein Problem damit, die Kontrolle abzugeben. Den Betroffenen ist meist klar, dass ihr Problem nicht nur das Fliegen betrifft. Sie haben auch im täglichen (Berufs-)Leben mit dieser Charaktereigenschaft zu kämpfen. Sie fürchten sich davor, menschlich zu versagen oder eine Schwäche zu zeigen. Sie vertrauen ausschließlich sich selbst oder bestenfalls engsten Vertrauten (selbst dies ist in manchen Fällen nicht möglich).

Menschen mit diesem zwanghaften Kontrollbedürfnis schätzen unwahrscheinliche negative Ereignisse als sehr wahrscheinlich ein. Sie ertragen ein tatsächliches Restrisiko nur schwer. Diese Menschen haben sehr oft ein starkes Bedürfnis nach Sicherheit. Daher geben sie ungern die Kontrolle aus der Hand. Typische Aussagen von Betroffenen sind etwa: »Ich muss über alles informiert sein. Nur wenn ich jede mögliche Panne ausklammern kann, weiß ich, dass nichts passiert.«

Dies ist im Flugzeug natürlich ein Problem. Die Piloten bleiben zumeist für die Fluggäste anonym. Ängstliche Passagiere fragen sich: Was treiben die zwei oder drei Piloten (je nach Flugdauer und Strecke) da vorne eigentlich?

Viele Abläufe im Flugzeug sind den meisten Menschen nicht vertraut. Sie ersetzen ihr fehlendes Fachwissen dann mit der Übertragung von Informationen aus anderen Bereichen wie z. B. dem Autofahren. Da die Bereiche jedoch voneinander völlig verschieden sind und gar nicht verglichen werden können, schleichen sich so leicht falsche Angstgedanken ein. Wir bewerten die Situation dann irrtümlich als gefährlich. Ein Beispiel: Der Motor geht kaputt. Dies ist beim Autofahren kein so großes Problem. Im Flugzeug können wir hingegen ohne technisches Hintergrundwissen schwer einschätzen, welche Folge ein ausgefallenes Triebwerk hätte. Ein Verkehrsflugzeug hat mindestens zwei Triebwerke und kann dadurch auch nach dem Ausfall eines Triebwerks noch normal geflogen werden (vgl. hierzu auch den technischen Informationsteil, S. 108 ff.). Auch das Alkoholproblem wird in meinen Seminaren häufig thematisiert. Ich kann aus meiner Erfahrung als Flugbegleiterin sagen: Dieses Thema wird zu sehr in den Mittelpunkt gehoben. Ich habe noch nie erlebt, dass ein Pilot betrunken hinter dem Steuerknüppel gesessen hätte. Halten Sie sich vor Augen: Das Cockpit ist eng, eine Alkoholfahne wäre sofort zu bemerken. Ich selbst würde niemals schweigen, wenn ich im Cockpit Alkoholgeruch wahrnähme. Meine Flugbegleiter-Kolleginnen und -Kollegen selbstverständlich auch nicht. Warum? Ganz einfach: Auch ich will heil ankommen, genauso wie Sie als Passagier. Auch der Co-Pilot im Cockpit denkt so.

Für eine Pilotenlaufbahn finden außerdem harte Vorauswahltests statt. Das Persönlichkeitsprofil der Bewerber und Bewerberinnen steht auf dem Prüfstand. Eine gewisse Labilität wäre schnell entdeckt.

Leiden Sie unter dieser Form der Flugangst, dann machen Sie

sich ein Bild von der Arbeit der Piloten und deren Aus- und Fort-
bildung. Auch Kenntnisse über den Flugverkehr und die technische Wartung der Flugzeuge werden Ihnen helfen, die Angst zu
überwinden. Nutzen Sie dazu möglichst einen Blick hinter die
Kulissen!

Analysieren Sie darüber hinaus Ihre perfektionistischen Ten-
denzen. Es ist unrealistisch, jedes Risiko zu 100 % ausschließen
zu können. Üben Sie die Kontrollabgabe. Beginnen Sie damit in
der Fliegerei. Zwei Dinge werden Ihnen dabei helfen:
1. Erweitern Sie Ihre Kenntnisse über das Fliegen.
2. Unterziehen Sie Ihre Einstellung einer kritischen Überprüfung.

### ■ *Praxistipp für Flugängstliche mit Angst vor Kontrollverlust*

Beachten Sie insbesondere Schritt 3 in Teil 2 dieses Buches: »Die
Macht der inneren Bilder: Verändern Sie falsche Denkprogramme« (S. 72 ff.).

Im folgenden zweiten Teil dieses Buches nähern Sie sich nun
dem entspannten Fliegen in sechs Schritten an.

# Teil 2

# Entspannt fliegen lernen

Sie haben sich im ersten Teil des Buches mit dem Entstehen und den Abläufen von Flugangst vertraut gemacht. Nun geht es darum, Ihr Wissen in die Praxis umzusetzen. Sie werden mithilfe des folgenden Übungsprogramms in der Lage sein, Ihre Flugangst zu überwinden, und wieder entspannt mit dem Flugzeug verreisen.

Bitte legen Sie sich als Hilfsmittel einige Karteikarten bereit.

Wenn Sie sich einer Flugsituation in einem Sechs-Schritte-Programm annähern, ist es wichtig, dass Sie jeweils festlegen, welches Ziel Sie sich für den betreffenden Schritt vornehmen. Seien Sie dabei so konkret wie möglich, damit keine Missverständnisse auftreten. Sie sichern sich damit Ihr Erfolgserlebnis. Das stärkt den Mut und die Zuversicht in die weiteren Schritte des Übungsprogramms. Sie werden Schritt für Schritt lernen, wieder mehr in die Flugsituation zu vertrauen.

Diese Selbsthilfe kann sehr effektiv sein, insbesondere wenn Sie stark motiviert sind und sich Ziele setzen, die Sie beflügeln. (Darum geht es in Schritt 1.)

## Zehn Start-Tipps für Menschen mit Flugangst

Vergegenwärtigen Sie sich:
- Meine Angstgefühle und meine körperlichen Anzeichen der Angst sind verstärkte, aber normale Reaktionen.
- Ich kann als gesunder Mensch vor Angst nicht sterben oder verrückt werden.
- Ich bleibe in der Wirklichkeit, trotz der Panikgefühle. Ich konzentriere mich auf das, was tatsächlich geschieht – nicht auf das, was geschehen könnte.
- Motivation ist der Schlüssel zur Veränderung.
- Ich fliege! Ich vermeide nicht!
- Ich bleibe in der Situation, bis die Angst vorübergeht.

- Ich beobachte, wann und wie die Angst auch durch *meinen* Einfluss wieder abnimmt.
- Durchflogene Turbulenzen können unangenehm sein, sie sind aber nicht gefährlich.
- Atmen Sie tief, ruhig und gleichmäßig. Machen Sie Pausen zwischen den einzelnen Atemzügen. Atmen Sie durch die Nase ein. Atmen Sie durch den Mund aus, und zwar doppelt so lange wie beim Einatmen.
- Seien Sie stolz auf Ihre Bemühungen und Erfolge, auch auf die kleinsten.

## Schritt 1: »Wo stehe ich? Wo will ich hin?« – die Bedeutung eines guten Ziels

*Steuerberater Dieter S. nahm an einem meiner Seminare gegen Flugangst teil. Auf meine Frage nach seinem persönlichen Ziel für dieses Seminar antwortete er: »Mein Partner möchte, dass ich wieder fliege!«*

Vorsicht: Dieses Ziel ist zu allgemein formuliert. Es ist auch kein Ziel, das sich Herr S. für sich selbst wünscht. Es ist für das Erreichen des Ziels ganz wichtig, dass Sie das konkrete Ziel (z. B. den Flug am kommenden Sonntag nach London) für sich erreichen wollen. Sonst ist die Gefahr groß, dass in der Konfrontationssituation die Fluchtmotivation (auch »weg-von«-Motivation genannt) stärker ist als die Zielmotivation (auch »hin-zu«-Motivation genannt). Die Zielmotivation ist es aber, die Sie aus der Flugangst hinausführen wird, weil hier das Ziel und nicht die Angst im Mittelpunkt steht. Die Eigenschaften eines überzeugenden Ziels möchte ich im Folgenden etwas genauer beschreiben:

## Was bringen überzeugende Ziele?

Wichtig ist eine starke Motivation. Mit ihrer Hilfe werden Sie sich mit voller Kraft von Ihrer Flugangst befreien. Sie möchten Ihre Flugangst loswerden – sehr gut, das ist die Grundmotivation. Doch Sie haben mehr Kraft in sich, als Sie glauben. Aktivieren Sie diese Kraft! Wie Sie das tun? Setzen Sie sich motivierende Ziele, indem Sie die Situation so betrachten, als wären Sie bereits angekommen! Was geschieht in diesem Augenblick? Um beim Beispiel des Fliegens zu bleiben, könnte das Folgendes sein: »Ich steige in London aus dem Flugzeug und könnte platzen vor Glück. Bereits im Anflug habe ich die Tower Bridge gesehen. Seit Jahren träume ich davon und jetzt habe ich es tatsächlich geschafft!« Welches Gefühl begleitet Sie in diesem Moment? Könnte es so sein: »Ich bin sehr stolz auf mich, es steigt ein warmes Gefühl in mir auf.« Was nehmen Sie in diesem Moment wahr? Vielleicht: »Ich höre den von mir geliebten britischen Akzent überall um mich herum.« Was hat sich dadurch in Ihrem Leben verändert, dass Sie Ihr Ziel erreicht haben? Je konkreter Sie diese Zielvorstellungen beschreiben, desto motivierender werden sie für Sie sein.

Warum wird dies gut funktionieren? Wir kämpfen nun einmal am besten, wenn es *für* etwas ist. Kämpfen wir *gegen* eine Sache, steckt weniger Power drin. So ist es auch bei der Flugangst. Bekämpfen Sie nicht Ihre Angst. Denken Sie lieber an Ihre künftige Freiheit! Sie werden fliegen können, wann und wohin Sie wollen. Malen Sie sich in Ihrer Fantasie aus, welche herrlichen Urlaubsziele Sie besuchen werden.

Stellen Sie sich vor: Sie spüren beim Einsteigen in ein Flugzeug große Schwellenangst. Hier entscheidet sich: Haben Sie ein überzeugendes Ziel? Denn wenn Sie es haben, steigen Sie auch ein. Ist Ihr Ziel aber von Ihrem Umfeld vorgegeben, wie oben beschrieben, fehlt Ihnen wohl die Motivation dazu.

Beispiele für überzeugende Ziele sind:

- »Ich will wieder entspannt fliegen können, weil es mich einengt, nur mit dem Auto oder der Bahn zu verreisen.«
- »Ich will morgen mit dem Flugzeug von Frankfurt nach Hamburg fliegen. Ich möchte dabei mit den aufkommenden Angstgefühlen umgehen können. Ich will in Zukunft die Option haben zu fliegen.«

Formulieren Sie Ihre Ziele immer realistisch und erreichbar.

## Der Unterschied zwischen Wunschziel und Willensziel

Sowohl beim Wunschziel als auch beim Willensziel streben Sie einen bestimmten Endzustand an. Ansonsten gibt es mehr unterscheidende als verbindende Faktoren.

Ob ein Wunschziel in Erfüllung geht, hängt von äußeren Einflüssen ab. Das bedeutet: Sie selbst erbringen keine Leistung, um das Ziel zu erreichen. Beispiele dafür sind der Wunsch, im Lotto zu gewinnen, oder das Märchen, in dem Sie drei Wünsche frei haben. Diese Wünsche regen Ihre Fantasie an. Sie sollten sich aber fragen: Wie viel Energie verwenden Sie darauf, sich den Wunsch zu erfüllen? Es ist menschlich, sich so manches zu wünschen. Aber Achtung: Vergeuden Sie damit nicht Ihre Ressourcen. Erfreuen Sie sich an Ihren Wünschen wie an schönen Bildern, aber bleiben Sie nicht an ihnen kleben! Um die Flugangst in den Griff zu bekommen, ist ein Wunschziel nicht ausreichend.

Um Willensziele zu erreichen, müssen Sie etwas tun. Stellen Sie sich eine Leiter vor, auf der Sie Ihrem Ziel Schritt für Schritt näher kommen. Ein Beispiel dafür ist der Marathonläufer Jürgen H. aus Andernach. Er antwortete auf die Frage, wie er die Strecke schafft: »Ich laufe immer von einem Punkt zum nächsten.«

Er setzt sich also bewusst kurze Willenziele. So erreicht er Schritt für Schritt sein endgültiges Ziel.

Bei der Bewältigung der Flugangst sollte es sich um ein Willensziel handeln. Folglich kommen Sie leider nicht darum herum, dafür Energie aufzubringen. Sie sollten sich also fragen: »Was bin ich bereit zu tun, um meine Flugangst zu bewältigen?« Arbeiten Sie sich wie Jürgen H. Schritt zu Schritt voran. Und seien Sie stolz auf Ihre bereits ereichten Schritte!

## Was ein gutes Ziel ausmacht

Formulieren Sie Ziele, mit denen Sie etwas Wünschenswertes anstreben. Legen Sie keine Ziele fest, bei denen Sie nur etwas vermeiden möchten. Formulieren Sie Ihr Ziel positiv. Legen Sie fest: Was werden Sie selbst konkret und aktiv tun, um Ihr Wunschziel zu erreichen? Zum Beispiel: »Ich werde morgen nach Hamburg fliegen. Mein Erregungszustand ist völlig normal. Ich begegne meinen Panikgefühlen aktiv mit Atemübungen.«

Vermeidungsziele sind negativ formuliert. Sie legen fest, was Sie unbedingt verhindern wollen. Seien Sie vorsichtig: Vermeidungsziele wirken geradezu magnetisch. Sie sagen sich zum Beispiel: »Ich darf nicht vor Angst zittern.« Wie werden Sie sich wohl fühlen? Sie zittern wahrscheinlich stärker als zuvor. Warum? Ganz klar: Sie achten die ganze Zeit darauf, ob Sie schon zittern! Sie bemerken dann, dass Sie tatsächlich stärker zittern. Ausgelöst wurde dies durch den aufgebauten Druck in dem Satz »Ich *darf nicht* vor Angst zittern«. Aber dies kann ja noch nicht funktionieren, da Sie aufgrund der Angstsituation nun einmal zittern werden, bis Sie keine Angst mehr haben. Es ist folglich wichtig, diese Symptome zu akzeptieren. Formulieren Sie Ihr Ziel lieber in folgender Weise: »Ich will versuchen, relativ gelassen zu sein, wenn ich fliege!«

Streben Sie konkrete Ziele an. Sich vorzunehmen »Ich will wieder fliegen« ist zu allgemein. Warum? Das Ziel stimmt sogar dann noch, auch wenn Sie es in fünf Jahren noch nicht erreicht haben. Mit einer solchen Aussage erklären Sie eine Absicht, anstatt sich ein echtes, klar umrissenes Ziel zu setzen. Sie sollten sich ein tolles Ziel vornehmen, bei dem Sie zu handeln beginnen und somit den ersten Schritt tun. Bestimmen Sie einen Zeitrahmen: Wann möchten Sie Ihr Ziel erreichen? Zum festgesetzten Zeitpunkt kontrollieren Sie: Haben Sie Ihr Ziel erreicht?

Ein solches Ziel könnte so aussehen: »Ich will kommende Woche am Dienstag um 14.20 Uhr von Frankfurt nach Hamburg fliegen. Ich möchte mich dabei stetig besser fühlen. Sollte ich panisch reagieren, begegne ich der Angst mit Atemübungen. Ich kenne mich mit den technischen Hintergründen beim Fliegen genug aus und kann meine Angst vor Katastrophen mindern.«

Die Handlung, um 14.20 Uhr nach Hamburg zu fliegen, ist konkret zeitlich festgelegt. Sie wissen genau, was Sie tun werden, wenn es Ihnen im Vorfeld, zu Beginn oder im Verlauf des Fluges nicht so gut ergeht.

Übrigens: Ein eineinhalb- bis dreistündiger Flug ist ideal, um Ihrer Angst in einem ersten Konfrontationsflug zu begegnen. (Mehr zur Konfrontation lesen Sie bei Schritt 5.)

## So funktionieren Ziele

- Sie formulieren ein positives Ziel.
- Sie drücken Ihr Ziel konkret aus.
- Sie legen fest, bis wann Sie Ihr Ziel erreichen möchten.
- Sie können Ihr Ziel durch Ihr eigenes Tun erreichen.
- Formulieren Sie nun Ihr eigenes realistisches und erreichbares Ziel. Notieren Sie es bitte auf eine Karteikarte. Halten Sie es sich immer dann vor Augen, wenn Sie der Gedanke einholen will: »Ich schaffe es ja doch nicht!«

## Schritt 2: Angst ist Anspannung – erlernen Sie die Kunst des Loslassens

*Georg A., Unternehmensberater, sagt: »Ich bin nie gern geflogen. Ich habe das Fliegen aber bis vor ein paar Jahren auf mich genommen, wenn es für mein Geschäft wichtig war. Ich fand es aber nie angenehm, mit dem Flugzeug unterwegs zu sein. Ich musste immer einen Platz am Gang haben, damit ich jederzeit aufstehen konnte, wenn mir danach war. Ich habe die meisten Flüge angespannt und mit durchgeschwitztem Hemd überstanden. Ich habe es mit allen möglichen Tricks versucht: Ich versuchte mich abzulenken, mit Alkohol oder Tabletten zu betäuben. Ich habe mich häufig vor dem Flug überanstrengt, damit ich müde war. Doch das Fliegen wurde immer mehr zur Hölle für mich. Seit den Anschlägen vom 11. September schaffe ich es nicht mehr, in ein Flugzeug einzusteigen. Schon der Gedanke daran lässt mein Herz rasen. Dummerweise leidet mein Geschäft darunter. Die letzten Male habe ich einen Arbeitskollegen zu Terminen nach New York geschickt. Aber so kann das nicht weitergehen. Was kann ich gegen meine Angst vor dem Fliegen tun?«*

Wir können an diesem Beispiel sehr gut den Mechanismus der Angst erkennen: Fürchten wir uns vor etwas, spannen wir den ganzen Körper an. Georg A. verkrampfte sich und schwitzte. Weitere körperliche Angstsymptome sind etwa Herzrasen, Appetitlosigkeit, Schwindel und Atemnot.

Unser Erregungsniveau, die so genannte Grundanspannung, spielt bei Angstreaktionen eine entscheidende Rolle. Wie im ersten Teil des Buches bereits beschrieben (vgl. S. 33 ff.), kommt es schneller zu einer panikähnlichen Reaktion, wenn wir durch Stress sowieso schon ziemlich angespannt sind. Reagieren Sie leicht mit Platzangst, sobald Sie sich eingeengt fühlen, wie etwa in der U-Bahn oder in einer Menschenschlange? Dann achten Sie gut auf Ihren Stresspegel.

Wir können unsere Erregung und die damit verbundene Anspannung mit verschiedenen Methoden senken. Ein paar Beispiele:

- Verbessern Sie Ihre allgemeine Kondition, betreiben Sie Ausdauersport. Gehen Sie Walken, Joggen oder machen Sie Nordic Walking.
- Verbessern Sie Ihre Atmung, indem Sie gezielte Atemübungen machen.
- Erlernen Sie die Technik der Progressiven Muskelrelaxation (kurz: PMR). Dadurch nehmen Sie Ihre angespannten Muskeln besser wahr und können diese leichter wieder entspannen.
- Ernähren Sie sich gesund und ausgewogen. Trinken Sie nicht zu viel Kaffee (mehr als zwei Tassen sollten an Flugtagen nicht überschritten werden). Verzichten Sie auf Nikotin oder Alkohol, diese steigern Ihre Anspannung nur noch mehr, statt sie zu senken.
- Analysieren Sie Ihren Alltag: Wo können Sie Stress reduzieren? Wovon fühlen Sie sich persönlich belastet? Tun Sie etwas dagegen!

Im nächsten Abschnitt erkläre ich Ihnen, warum Entspannungstechniken wie die PMR über einen Angstanfall hinweghelfen können.

### Der Hintergrund unserer Anspannung: Warum helfen Entspannungstechniken?

Wenn wir schneller atmen, dann sind unser Gehirn und unsere Muskeln besser mit Sauerstoff versorgt. Schweiß kühlt den von der Bewegung erhitzten Körper ab, die verstärkt ausgeschütteten Gerinnungsstoffe schützen die Menschen vor großem Blutverlust – alles Vorbereitungen auf das archaische Muster

»Kampf oder Flucht«, mit dem einer Gefahr begegnet wurde. Die körperlichen Reaktionen bei Angst helfen also, die Herausforderungen zu meistern: Das Ganze passiert, ohne dass wir darüber nachdenken, automatisch oder auch unbewusst.

Diese körperlichen Überlebensmechanismen bestimmen auch heute, wie wir auf angsterregende Situationen reagieren. Wenn wir etwas als Bedrohung empfinden, wird das vegetative Nervensystem aktiv. Der Mechanismus »Kampf oder Flucht« kommt in Gang. Das Zugehen der Flugzeugtür kann dabei so bedrohlich wirken wie ein großer Bär vor der Höhle.

Wir haben also in unserer heutigen Zeit folgendes Problem: Unser Körper unterscheidet nicht zwischen einer tatsächlich existenten körperlichen Bedrohung wie die durch den Bären und irrealen Gefahren wie z. B. dem Zugehen einer Flugzeugtür. So kommt es, dass Menschen mit Platzangst auf die sich schließende Flugzeugtür reagieren, als stünde ihr Leben tatsächlich auf dem Spiel.

Hinter dieser Reaktion steckt das oben erwähnte vegetative Nervensystem. Es reguliert automatisch die Körperaktivitäten bei Angstzuständen. Es besteht aus zwei Teilen: dem Sympathikus und dem Parasympathikus. Der Sympathikus ist für Anspannung zuständig; sein Gegenspieler, der Parasympathikus, für Entspannung. Ist das Zusammenspiel der beiden ausgewogen, dann befinden wir uns in einem ausgeglichenen Zustand (der sogenannten Homöostase). Wenn wir aber in Angst oder Stress geraten, kommt dieses System ins Ungleichgewicht. Der Sympathikus dominiert in einer solchen Situation. Unser Körper reagiert blitzschnell und schüttet Stresshormone wie das Adrenalin aus und macht sich nun mit folgenden Symptomen bemerkbar:

- *Veränderte Blutzirkulation:* Der Organismus leitet fünf bis sechs Liter Blut zu jenen Organen um, die für eine Flucht- oder Kampfhandlung zuständig sind. Dazu zählen zum Beispiel Herz und Lunge. Andere Organe (z. B. Magen oder Darm) sind in dieser Situation nicht so wichtig und werden dann nicht so durchblutet, um Energie zu sparen. Die Blutgefäße sind also entweder erweitert (wenn eine stärkere Durchblutung nötig ist) oder verengt (wenn die Durchblutung geringer sein soll, weil z. B. ein Organ im Moment nicht benötigt wird). Wir empfinden deshalb auch bestimmte Körperteile als taub. Wärme- oder Kälteschauer in Händen und Füßen können auftreten. Wir fühlen uns möglicherweise schwindlig, weil das Blut so schnell umverteilt wird.

- *Herzrasen:* »Gleich bekomme ich einen Herzinfarkt«, denken wir. Damit das Blut in die jetzt wichtigen Organe umgeleitet werden kann, ist eine starke Pumpkraft nötig. Diese Aufgabe übernimmt unser Herz. Es schlägt schneller, wenn wir unter Stress stehen oder wenn wir uns (vermeintlich oder tatsächlich) in einer gefährlichen Situation befinden. Das Herz pumpt mit dem Blut den benötigten Sauerstoff zügig in die Hände und Füße, die für eine Kampf- oder Fluchthandlung benötigt werden.

Das Herzrasen ist folglich sinnvoll, um den Körper optimal auf eine blitzschnelle Reaktion vorzubereiten. Es geschieht aber auch dann, wenn wir eine Situation nur als kritisch bewerten.

- *Atemnot und Druck auf der Brust:* »Ich ersticke«, befürchten manche Menschen. Wir atmen hektischer unter Stress oder wenn wir Angst haben. Auch dies hilft, die Muskeln verstärkt mit Sauerstoff zu versorgen.

Atmen wir jedoch zu schnell und zu heftig, dann sammelt sich zu viel Sauerstoff im Blut an und zu wenig Kohlendioxyd. Wir erzeugen dadurch ein Ungleichgewicht, das durch eine Handlung wieder abgebaut würde. Dies ist nicht bedrohlich, doch das Problem dabei ist: Wir können die vom Körper bereitgestellten Energien für Höchstleistungen meist gar nicht verbrauchen. Ausnahme: Sie kämpfen tatsächlich, oder Sie rennen im Flugzeug auf und ab. Da wir das eher selten oder gar nicht tun, ist die Folge: Wir haben das Gefühl, zu wenig Luft zu bekommen. Die Brust fühlt sich beengt an. Durch das entstandene Ungleichgewicht im Blut können die Lippen zu kribbeln beginnen oder auch die Hände und die Füße. Sie können jedoch des Sauerstoffgehalt Ihres Blutes zügig selbst ausgleichen, indem Sie Atemübungen machen.

Halten Sie sich auch dabei immer vor Augen: Sie können nicht vor Angst sterben!

- *Blässe, Kältegefühl und kalter Angstschweiß:* Die Hände fühlen sich eiskalt an und sind klatschnass. Warum ist dies so? Die Blutgefäße der Haut sind unter Stress verengt. So kommt es zu Symptomen wie Blässe, Kälte oder Angstschweiß. Die Haut ist unser größtes Organ und in einer Alarmsituation nicht wichtig. Also reduziert unser Körper die Aktivität der Haut auf das kleinstmögliche Maß. Die Schweißdrüsen sondern vermehrt Schweiß ab, um den vermeintlich hart arbeitenden Organismus abzukühlen. Sobald der Schweiß auf die Haut trifft, kühlt diese ab.

- *Muskelverspannung, Zittern, weiche Knie, Wärmegefühl, Schwitzen.* Diese Art von Beschwerden entsteht wegen der hohen Energiezufuhr. Die Muskeln spannen sich an, denn sie sollen ja zur Aktion bereit sein. Damit sie Höchstleistungen erbringen können, müssen sie warm sein. Sportler oder Sportlerinnen wärmen sich aus diesem Grund vor ihrem sportlichen Einsatz auf.

Die Gelenke der Beine hingegen sind in Alarmbereitschaft meist weich und locker; daher haben wir in einer Angstsituation leicht weiche Knie.

- *Wir fühlen uns seltsam unwirklich:* »Jetzt werde ich verrückt vor Angst.« Bei Angst ist der Organismus auch gedanklich-emotional aktiviert; der alarmbereite Körper reagiert anders als normal. Wir fühlen uns deswegen unwirklich. Viele Menschen haben das Gefühl, wie »ferngesteuert zu handeln«. Solche Eindrücke lassen nach einer angsteinflößenden Situation wieder nach.

- *Übelkeit und Erbrechen, Stuhl- und Harndrang:* »Mir wird übel.« Der Sympathikus steuert die Mobilmachung des Körpers. Der Parasympathikus setzt daraufhin ein und gleicht aus. Dadurch werden die zuvor »abgeschalteten« Organe wie Magen- und Darmtrakt wieder stärker durchblutet. Die Folge davon sind die oben genannten Symptome. Sie sehen: Ihr Körper holt sich seine Erholung, wenn auch auf etwas unangenehme Art und Weise. Aber Magen und Darm werden nun durch das verstärkte Einsetzen des Parasympathikus (er soll gegensteuern und den Körper wieder ins Gleichgewicht zurückführen) stark durchblutet. Bei manchen Menschen kann dies zu den beschriebenen Symptomen führen. Diese körperlichen Symptome gehen häufig mit Angst einher, müssen aber nicht alle gleichzeitig auftreten. Manche Menschen spüren nur ein oder zwei Symptome deutlich.

Alle Entspannungstechniken setzen beim Parasympathikus an und stärken ihn gegenüber dem Sympathikus. Die Übungen helfen somit, die Aktivität des Sympathikus zurückzufahren und wieder ein größeres Gleichgewicht zwischen den beiden Teilen des vegetativen Nervensystems herzustellen. Das Resultat: Die körperlichen Symptome lassen sofort nach. Sie können sich der Flugsituation stellen, weil Sie nicht mehr dauerhaft von Ihren körperlichen Reaktionen überwältigt sind.

Mit den folgenden Akuttechniken können Sie selbst aktiv in Ihren Angst-Teufelskreis eingreifen. Damit haben Sie die Chance, ihn zu unterbrechen, wann immer *Sie* wollen. Das ist ein wichtiger Unterschied zu früher: *Sie* bestimmen über Ihre körperlichen Angstsymptome. Behalten Sie aber auch im Kopf: Selbst wenn Sie nichts dagegen unternehmen, werden Sie nicht vor Angst sterben.

# Schnell wirksame Techniken gegen Angst

## *Atemübungen*

Wir Menschen haben einen Einatemreflex. Dieser führt zu kürzeren Atempausen und dadurch zu einer erhöhten Sauerstoffaufnahme. Wir atmen aber in der Folge nicht automatisch dieselbe Menge wieder aus. Deshalb passiert es häufig, dass wir in Angstsituationen zu viel und zu schnell atmen, was ein Ungleichgewicht bewirkt. Wir tun dies automatisch und unbewusst.

Die vorgestellten Atemübungen helfen Ihnen, Ihre körperlichen Symptome der Angst zu verringern oder ganz loszuwerden, indem Sie das Ungleichgewicht zwischen Ein- und Ausatmung reduzieren.

## Die Aufgaben unserer Atmung

Die Atmung erzeugt Energie in unseren Körperzellen. Um Energie herzustellen, braucht unser Körper Nährstoffe und Sauerstoff. Letzterer gelangt von der Lunge über den Blutkreiskauf in die Zellen. Fühlen wir uns körperlich oder geistig belastet, können wir bis zu zwanzigmal so viel Sauerstoff aufnehmen. Ein Mensch passt sich in einer kritischen Situation unbewusst an den erhöhten Sauerstoffbedarf an. Unsere Atemfrequenz und Atemtiefe ändern sich aus diesem Grund, ohne dass uns dies bewusst ist. Sind wir ruhig, atmen wir tiefer, langsamer und mehr über den Bauch, in kritischen Situationen dagegen schneller, weniger tief und vermehrt über die Brust. Das Resultat: Wir atmen, aufgrund des kürzeren Atemweges, bis zu fünfmal häufiger pro Minute, verglichen mit einem tiefen Entspannungszustand.

Kehren Sie diesen Vorgang um und nutzen Sie ihn für sich: Sie können dem Stress mit Atempausen und Bauchatmung einfach und effektiv gegensteuern. Wenn Sie Ihre Atmung kontrollieren, können Sie Ihre körperliche Aktivierung jederzeit steuern.

Atemübungen gehören zu den nützlichsten und populärsten Entspannungstechniken. Sie lassen sich in fast allen Situationen anwenden, ohne dass es anderen auffällt. Je häufiger Sie diese Methode nutzen, desto mehr werden Sie ihre Effektivität schätzen und Erfolg damit haben. Diese Aussage ist eine Erfahrung meiner ehemaligen Seminarteilnehmerinnen und -teilnehmer, die ich Ihnen an dieser Stelle gern weitergebe. Hier noch einmal eine Übersicht der unterschiedlichen Atemfrequenz in verschiedenen Situationen:

- *Die Normalatmung:* Wir atmen zehn bis fünfzehn Mal pro Minute. Kurze Pausen liegen zwischen den Atemzügen. Wir atmen ausgewogen sowohl über den Bauch als auch über die Brust. Sympathikus und Parasympathikus befinden sich im Gleichgewicht.
- *Die Atmung bei mentaler oder körperlicher Anstrengung:* In diesem Zustand machen wir rund 30 Atemzüge pro Minute (das ca. Dreifache der Normalatmung). Es gibt wenig Pausen zwischen den Atemzügen. Wir atmen verstärkt über die Brust. Der Sympathikus ist aktiviert.
- *Die Atmung bei tiefer Entspannung:* Sie besteht aus sechs bis zehn Atemzügen pro Minute. Zwischen den Atemzügen liegen lange Pausen. Die Atmung erfolgt ausschließlich über der Bauch. Der Parasympathikus ist aktiviert.


**Übung: Atempausen verlängern**

Das Ziel dieser Atemtechnik, die Sie hervorragend im Flugzeug anwenden können, ist, die Pausen zwischen den Atemzügen zu verlängern und dadurch langsamer zu atmen. Wenn Sie ruhig atmen, teilen Sie Ihrem Stammhirn mit: Ich bin dieser Situation gewachsen. Das Gehirn wiederum schickt dem Körper Signale, dass Sie ruhig sind. Deshalb kann auch er ruhig bleiben. Die körperlichen Angstsymptome sind entschärft oder verschwinden ganz.

### ■ Mein Praxistipp

Sie können Ihre Atmung mit der folgenden Technik positiv beeinflussen. Beachten Sie bitte: Je größer Ihre Angst ist, desto schwerer wird Ihnen die Atempause fallen. Das ist vollkommen normal. Halten Sie dennoch durch! Beginnen Sie einfach mit ganz kurzen Pausen von einer Sekunde. Halten Sie sich vor Augen: Sie haben durch das Einatmen genug Luft vorrätig! Nach etwa fünf Zyklen wird Ihnen die Pause schon leichter fallen. Vielleicht können Sie diese dann schrittweise auf bis zu vier Sekunden ausweiten.

---

### ■ Übungsanleitung

Achten Sie bewusst auf die Atempausen:
- Atmen Sie durch die Nase ein, aber nicht zu tief.
- Atmen Sie kräftig durch den Mund aus.
- Machen Sie eine Pause von mindestens zwei Sekunden. Zählen Sie dabei: 21, 22.
- Jetzt erst atmen Sie wieder ein. Der Zyklus beginnt erneut.

Führen Sie diese Übung konzentriert zehnmal hintereinander durch! Passen Sie die Pausenlänge Ihrem persönlichen Empfinden an, aber achten Sie auf diese Pausen.

---

Wiederholen Sie diese Übung immer dann, wenn Sie merken: Der Gedanke ans Fliegen beunruhigt mich. Üben Sie vor dem Flug: Denken Sie zu Hause an Ihre Angst. Begegnen Sie Ihrer steigenden körperlichen Erregung mit dieser Atemübung. Es kommt dann manchmal zu einem leichten Schwindel. Das ist ganz normal. Eventuell können Sie auch Ihr Herz deutlicher hören und spüren, dass es verzögert auf Ihre Atemübung reagiert. Auch dies ist völlig normal!

### Die Hyperventilationsübung für alle Panikpatienten

Panikpatientinnen und -patienten spüren bei einer Attacke oft Schwindel, Schweißausbruch oder Atemnot. Woher kommt dies? Viele Menschen hyperventilieren bei Panik. Das bedeutet, sie atmen zu schnell und zu tief. Das Blut nimmt dadurch zu viel Sauerstoff auf und führt zu wenig Kohlendioxyd ab. Dieses Ungleichgewicht führt zu den genannten Symptomen.

### ■ Mein Praxistipp

Hier ist ein Trick, wie Sie bei einem Angstanfall wieder auf normale Atmung umschalten können.

---

### ■ Übungsanleitung

Schließen Sie Ihre Handflächen über dem Mund. Atmen Sie in die Hände hinein langsam ein und aus. Tun Sie das zehnmal hintereinander. Sie atmen dadurch mehr Kohlendioxyd ein. Das Blut hat wieder das richtige Verhältnis von Sauerstoff und Kohlendioxyd. Sie beenden damit selbst die Hyperventilation und die Symptome.

---

Die Therapie gegen Hyperventilation sieht übrigens so aus: Die Betroffenen führen unter therapeutischer Anleitung die Symptome selbst herbei. Sie atmen dabei absichtlich zu schnell ein. So spüren die Menschen ihre selbst herbeigeführten und bewusst provozierten Symptome. Durch den genannten Trick lässt sich dieser Vorgang dann wieder rückgängig machen.

Die Betroffenen erfahren durch diese Übung, dass sie selbst Einfluss auf ihre körperlichen Symptome nehmen können. Die ausgelösten Symptome und die Hyperventilation sind nicht gefährlich. Sie wissen, dass Ihnen nichts geschehen kann. Lernen Sie, dies auch zu fühlen!

## Progressive Muskelrelaxation: Anspannung und Entspannung beruhigen den Körper

Edmund Jacobson erkannte schon vor 90 Jahren: Spannen wir einzelne Muskelgruppen gezielt an, um sie dann wieder loszulassen, kann dies den Körper vollständig beruhigen. Aber Vorsicht: Lauern Sie nicht auf die Wirkung! Setzen Sie sich nicht unter Zeitdruck. Sonst bringen Sie sich selbst um den Effekt. Üben Sie besser regelmäßig zweimal die Woche zehn Minuten.

### Wie wirkt die Muskelrelaxation?

Auch bei Angst vor dem Fliegen spannen sich die Muskeln blitzschnell an. Dieser biologisch vorprogrammierte Ablauf ist für unser heutige Zeit jedoch in der Regel nicht sinnvoll. In den meisten Stresssituationen verharren wir regungslos, die Energie in unserem Körper brodelt jedoch. Daher fühlen wir uns wie unter Druck. Wir zittern und sind sehr unruhig.

Bei der progressiven Muskelrelaxation (PMR) arbeiten Sie genau diesen Vorgängen entgegen. Niemand in Ihrer Umgebung wird etwas bemerken. Sie können diese Technik daher ideal in akuten Stresssituationen wie im Flugzeug einsetzen.

Sie können mit PMR die in den Muskeln gesammelte Energie ideal und ohne Zeitverzögerung abreagieren. Die PMR zählt aus diesem Grund ebenso wie die Atemübungen zu den Akuttechniken. Eine Reihe von empirischen Studien hat die körperliche Wirkung der progressiven Muskelentspannung in stress- oder angstbedingten Situationen überzeugend nachgewiesen.

Sie können diese Technik leicht erlernen. Nehmen Sie sich regelmäßig Zeit, um zu üben. Besorgen Sie sich eine CD im Handel, die Ihnen von der Stimmanleitung und der musikalischen Untermalung her liegt. Sie werden spüren: Sie entspannen sich mit der Zeit immer leichter und schneller. Sie können dann einzelne Übungen für Ihre besonders betroffenen Muskelpartien (z. B. weiche Knie und Beine) konzentriert durchführen.

### ■ Mein Praxistipp

Zugegeben, es hört sich paradox an: Durch verstärkte Anspannung der Muskulatur soll Entspannung erreicht werden. Dem liegt folgender Mechanismus zugrunde: Stellen Sie sich die Übungen wie ein unbewegt herabhängendes Pendel vor. Wenn Sie es stark nach links (Entspannung) ausschwingen lassen wollen, können Sie es mit viel Kraft in diese Richtung stoßen. Leichter ist es allerdings, das Pendel in die entgegengesetzte Richtung (Anspannung) zu ziehen und es dann fallen zu lassen. Es wird über die Senkrechte hinaus stärker in die gewünschte Richtung schwingen. Die Muskeln vor der Entspannung anzuspannen, ist – bildhaft ausgedrückt –, als ob Sie sich zu einem fliegenden Start in die tiefe Entspannung verhelfen.

### Hinweise zur Übung

* Spannen Sie die Muskeln stark an. Verkrampfen Sie sich dabei aber nicht. Die Anspannung sollte keineswegs schmerzhaft sein. Achten Sie in der Folge darauf: Wie fühlen sich Anspannung und Entspannung an? Wie fühlt sich der Unterschied zwischen beiden an?

- Spannen Sie die Muskeln ca. 5 Sekunden stark an. Konzentrieren sich dann mindestens 10 Sekunden auf die nachfolgende Entspannung. Spüren Sie den Unterschied?
- Versuchen Sie, während der Anspannung möglichst normal weiterzuatmen. Man neigt dazu, den Atem anzuhalten.
- Wir sind nicht in jeder Körperregion gleich sensibel für muskuläre An- und Entspannung. Ein Mensch kann z. B. die Hände gut wahrnehmen, für andere Bereiche wie den Rücken ist die Wahrnehmung eher schwach ausgeprägt. Der Kontrast zwischen An- und Entspannung lässt sich daher nicht in jeder Körperregion gleich stark spüren.
- Je mehr Sie üben, desto schneller und deutlicher werden Sie die Kontraste wahrnehmen und Ihr Körpergefühl verbessern.
- Setzen Sie sich nicht unter Druck, indem Sie denken: »Ich muss jetzt entspannt sein!« Dies wäre kontraproduktiv. Nehmen Sie den Unterschied wahr: Wie fühlt es sich an, wenn Sie anspannen? Und wie fühlen Sie sich, wenn Sie die Anspannung loslassen?
- Lassen Sie sich nicht verunsichern, wenn Sie sich im Flugzeug nicht so schnell entspannen wie zu Hause. Dies ist normal. Beobachten Sie, wie Ihnen die Übung dabei hilft, sich nicht in eine Panik hineinzusteigern. Sie haben die Situation im Griff! Wenn Sie die Übung fortführen, werden Sie auch merken, wie Sie stetig ruhiger werden.

Die nachfolgende Übung ist eine Einstiegsübung in die Progressive Muskelrelaxation, die Sie zu Hause praktizieren können, um sie dann in abgewandelter Form während des Flugs anzuwenden (vgl. S. 68 ff.).

## ■ Übungsanleitung

Nehmen Sie eine möglichst bequeme Haltung ein.

- Beginnen Sie mit den *Händen*: Ballen Sie die Hände zu Fäusten, so fest wie möglich, ohne dass es schmerzhaft wird. Spüren Sie die Spannung in Ihren Händen. Versuchen Sie, normal weiterzuatmen. Halten Sie die Spannung 5 Sekunden lang. Nun entspannen Sie. Lassen Sie die Finger Ihrer Hände locker werden. Spüren Sie, wie sich die Entspannung in Ihrem Arm und im übrigen Körper ausbreitet. Bleiben Sie mindestens 10 Sekunden in diesem Zustand.

- Spannen Sie als nächstes die *Oberarme* an. Dafür winkeln Sie Ihren Arm an und spannen die Muskeln an der Innenseite der Oberarme, den Bizeps, an. Verstärken Sie die Spannung und halten Sie diese 5 Sekunden lang. Anschließend 10 Sekunden entspannen. Achten Sie auf den Unterschied zwischen Anspannung und Entspannung.

  Drehen Sie jetzt Ihre Hände um, sodass die Innenseiten nach oben zeigen. Drücken Sie Ihre Hände und Unterarme nach unten gegen die Armlehne oder den Boden. Spüren Sie die Spannung im Trizeps an der Rückseite der Unterarme. Lassen Sie die Spannung nach 5 Sekunden los. Die Entspannung breitet sich von den Oberarmen in die Unterarme bis in die Fingerspitzen aus. Halten Sie diesen Zustand mindestens 10 Sekunden.

- Spannen Sie jetzt Ihre *Gesichtsmuskeln* an. Machen Sie ein Gesicht, als würden Sie in eine Zitrone beißen. Halten Sie diese Grimasse 5 Sekunden. Entspannen Sie dann 10 Sekunden lang.

  Schließen Sie Ihre Augen. Drücken Sie Ihre Augen fest zu, aber niemals so stark, dass es schmerzt. Spüren Sie den Druck 5 Sekunden lang. Dann 10 Sekunden entspannen.

Beißen Sie die Zähne fest aufeinander und spannen Sie Ihren Kiefer an. Spüren Sie die Kiefermuskulatur. 5 Sekunden halten, 10 Sekunden entspannen.

Pressen Sie Ihre Lippen fest aufeinander und spüren Sie die Spannung. 5 Sekunden halten, 10 Sekunden entspannen.

- Als nächstes sind *Schultern und Nacken* an der Reihe. Ziehen Sie die Schultern so hoch es geht. Spüren Sie die Spannung im Schultergürtel. 5 Sekunden halten, 10 Sekunden lang die Spannung loslassen. Spüren Sie, wie sich die Entspannung im Nacken, im Schulterbereich und im oberen Rücken ausbreitet.

  Beugen Sie anschließend den Kopf nach vorn. Pressen Sie das Kinn gegen die Brust. Spüren Sie die Spannung im Nacken 5 Sekunden lang. Lassen Sie nun den Kopf auf die rechte Seite rollen und erleben Sie die Veränderung. Halten Sie diese Position 5 Sekunden. Nun lassen Sie den Kopf zur linken Seite rollen und spüren Sie die Veränderung der Spannung. Schließlich lassen Sie den Kopf in eine angenehme Position zurückkehren. Pendeln Sie ihn langsam aus. Achten Sie dabei 10 Sekunden lang auf ihre Entspannung.

- Danach spannen Sie den *Bauch* an. Ziehen Sie dafür Ihren Bauch ein, so weit es geht. Spannen Sie die Bauchmuskeln fest an. Halten Sie die Spannung 5 Sekunden. Nun entspannen Sie und lassen den Bauch für 10 Sekunden wieder locker.

  Drücken Sie Ihren Bauch so weit es geht nach außen. Halten Sie die Spannung 5 Sekunden. Lassen Sie für 10 Sekunden los. Nun entspannen Sie die Bauchmuskeln völlig. Überlassen Sie sich 10 Sekunden lang dem Gefühl der Entspannung.

- Konzentrieren Sie sich auf Ihren *Rücken*. Spannen Sie Ihre Rückenmuskeln an, indem Sie Ihre Schultern nach hinten ziehen. Spüren Sie die Spannung im Rücken für 5 Sekunden. Entspannen Sie 10 Sekunden lang. Spüren Sie den Unterschied zwischen Anspannung und Entspannung. Lassen Sie das angenehme Gefühl sich ausbreiten.

- Sie kommen jetzt zu den *Beinen und Füßen*. Drücken Sie die Fersen fest auf den Boden. Spüren Sie die Anspannung im Gesäß und in den Oberschenkeln. Halten Sie die Spannung 5 Sekunden lang. Danach lassen Sie los. Erspüren Sie den Unterschied zwischen Anspannung und Entspannung für 10 Sekunden.

  Beugen Sie Ihre Zehen nach oben in Richtung Decke. Fühlen Sie die Spannung in Ihrem Schienbein für 5 Sekunden. Entspannen Sie Ihre Zehen, Ihre Füße, Ihre gesamte Beinmuskulatur. Spüren Sie, wie die Entspannung sich ausbreitet.

  Drücken Sie jetzt die Zehen fest auf den Boden, sodass die Muskeln in Ihren Waden gespannt werden. Halten Sie die Spannung 5 Sekunden lang. Entspannen Sie für 10 Sekunden.

- Spannen Sie zum Abschluss noch einmal *alle Muskeln* gleichzeitig an: Füße, Beine, Po, Rücken, Bauch, Brust, Hände, Arme, Schultern, Nacken und Gesicht. Atmen Sie dabei weiter und halten Sie die Spannung für 5 Sekunden. Atmen Sie tief aus. Entspannen Sie dabei den ganzen Körper. Spüren Sie bewusst die sich ausbreitende Entspannung.

Es geht bei diesem Übungsprogramm nicht darum, die Reihenfolge genau einzuhalten. Haben Sie keine CD zur Hand, schließen Sie die Augen und beginnen mit den Händen. Gehen Sie systematisch Ihren Körper von oben nach unten durch, und üben Sie im Wechsel von Anspannung und Loslassen. Sie können in besonders verspannten Bereichen etwas länger verweilen.

Schneiden Sie diese Übung persönlich auf Ihre Bedürfnisse zu. Es ist auch nicht tragisch, wenn Sie einen Körperteil vergessen haben. Geben Sie eventuell vorhandene perfektionistische Ansprüche auf und versuchen Sie, sich auf die Übung einzulassen.

Beobachten Sie genau: Was spüren Sie beim Anspannen? Wie fühlt es sich an, wenn Sie loslassen? Dieses Training ist ideal dafür geeignet, um den Unterschied zwischen Anspannung und Entspannung kennenzulernen. Das mag sich simpel anhören. Ich merke jedoch in meiner Praxis, dass viele Menschen nicht leicht loslassen können und auch den Zustand der Anspannung im täglichen Leben gar nicht mehr spüren (z. B. einen verspannten Nacken). Menschen, die nicht gern die Kontrolle aus der Hand geben, haben häufiger ein Problem damit, bei dieser Übung loszulassen.

Sie lernen im Laufe der Übung, Ihren Körper immer genauer wahrzunehmen. Sie werden vielleicht ein Schwindelgefühl verspüren. Oder Sie hören Ihr Herz ganz deutlich. Lassen Sie sich davon nicht irritieren, dies ist normal, es zeigt nur die Wirksamkeit dieser Übung. Sie aktivieren mit der PMR bewusst den Parasympathikus. Dadurch nähern Sie sich wieder dem gewünschten Gleichgewichtszustand zwischen Sympathikus und Parasympathikus an.

Hier ist ein Tipp, falls Sie nur schwer loslassen können: Stellen Sie sich vor, Ihre Arme seien Sandsäcke. Wenn Sie die Anspannung loslassen, rieselt der Sand den Arm hinunter bis in Ihre Fingerspitzen, wie bei einer Sanduhr.

### Kurzentspannungsübungen im Flugzeug: die Feuerwehrübung

Die folgende Übung hilft Ihnen bei akuter Angst. Sie können sich mit ihr schnell entspannen. Sie lindert auch Beschwerden im Hals-Nacken-Schulter-Bereich. Sie ist schnell zu erlernen. Das Gute ist: Sie können sie unbemerkt anwenden, z. B. im Warteraum und im Flugzeug. Sie spannen dafür so viele Muskeln wie möglich auf einmal an. Halten Sie diese Spannung 5 Sekunden lang. Danach entspannen Sie 10 Sekunden lang.

■ **Übungsanleitung**

• Ballen Sie die Hände zu Fäusten.
• Verschränken Sie Ihre Arme vor der Brust.
• Ziehen Sie die Schultern hoch.
• Pressen Sie die Lippen fest aufeinander.
• Spannen Sie Ihre Bauchmuskeln an.
• Stemmen Sie die Beine so fest es geht auf den Boden und ziehen Sie die Zehen hoch in Richtung Decke.
• Halten Sie die Anspannung 10 Sekunden lang (zählen Sie in Gedanken 21, 22 … 30) und entspannen dann mindestens für 20 Sekunden.

Üben Sie dies, bis es problemlos funktioniert.

### Eine kombinierte Atem- und Muskelübung fürs Flugzeug

Die folgende Übung ist bei den Teilnehmerinnen und Teilnehmern meiner Seminare sehr beliebt. Sie kombiniert die beiden Akuttechniken Atemübung und Muskelrelaxion auf einfache Weise miteinander. Sie ist daher leicht zu erlernen und sehr effektiv in ihrer positiven Wirkung.

Die Übung läuft so ab: Wir beginnen mit der Atemübung. Wir lenken anschließend unsere Konzentration auf die Muskulatur. Zum Schluss kehren wir zur Atemübung zurück.

■ **Übungsanleitung**

• Nehmen Sie eine bequeme Sitzhaltung ein, lassen Sie die Arme seitlich herabhängen. Schließen Sie die Augen (wenn möglich).
• Lenken Sie Ihre Aufmerksamkeit auf Ihre Atmung. Atmen Sie leicht durch die Nase ein. Atmen Sie tief durch den Mund aus.

Jetzt machen Sie eine Pause: Zählen Sie dabei 21, 22. Atmen Sie wieder durch die Nase ein und durch den Mund aus. Wieder folgt eine Pause. Wiederholen Sie diesen Zyklus insgesamt zehnmal. Versuchen Sie nach fünf Zyklen die Pausen langsam bis auf 21, 22, 23, 24 zu verlängern.

- Lenken Sie im nächsten Schritt Ihre Aufmerksamkeit von der Atmung fort auf Ihre Muskulatur. Ist sie angespannt? Dann verstärken Sie sie noch, indem Sie Ihre Hände zu Fäusten ballen. Verschränken Sie die Arme vor dem Oberkörper. Ziehen Sie die Schultern hoch. Pressen Sie Ihre Lippen aufeinander. Spannen Sie Ihre Bauchmuskeln an. Stemmen Sie die Beine fest in den Boden und ziehen Sie die Zehen nach oben. Halten Sie die Spannung. Zählen Sie 21, 22, 23, 24, 25, 26, 27, 28, 29, 30. Lassen Sie die Spannung los. Achten Sie auf den Unterschied zwischen Anspannung und Entspannung – 20 Sekunden lang. Spannen Sie wieder an. Machen Sie diese »Feuerwehrübung« (vgl. S. 68 f.) insgesamt dreimal.
- Lenken Sie Ihre Aufmerksamkeit zurück zu Ihrer Atmung. Atmen Sie durch die Nase leicht ein, danach durch den Mund kräftig aus. Machen Sie eine Pause, zählen Sie diesmal 21, 22, 23, 24. Wiederholen Sie diesen Teil der Übung wieder zehnmal.
- Danach dehnen und strecken Sie sich so, als würden Sie aus dem Bett aufstehen. Öffnen Sie die Augen.
- Beobachten Sie Ihre Umgebung. Nehmen Sie wahr: Es ist alles in Ordnung! Überprüfen Sie die Realitätsnähe Ihrer Gedanken.
- Wie empfinden Sie nun ihre körperliche Erregung? Ist es Ihnen gelungen, diese nicht weiter zu steigern? Sehr gut! In diesem Fall haben Sie Ihre körperlichen Symptome selbst in den Griff bekommen! Sie wissen, wie Sie Ihre Anzeichen von Panik korrekt einordnen können.

Diese Übung hat bereits manchen meiner Seminarteilnehmerinnen und -teilnehmer in kritischen Flugsituationen geholfen.

Für das Training ist es sinnvoll, diese Übung z. B. an Ihr wöchentliches Sportprogramm anzuhängen. Oder führen Sie sie zweimal wöchentlich vor dem Einschlafen durch.

Ich empfehle, diese Übung kurz vor der Startphase (bei Bedarf natürlich auch schon früher) und dann in der Startphase im Flugzeug zu machen. Achten Sie im Verlauf des Fluges auf Ihre körperlichen Symptome. Wie fühlen Sie sich? Wenden Sie die Übung sofort neuerlich an, wenn Sie eine stärkere Anspannung an sich bemerken.

Überprüfen Sie Ihre bevorzugte Akuttechnik (Atemübung, PMR, Feuerwehrübung oder kombinierte Atem- und Muskelübung). Stellen Sie sich zu diesem Zweck einen kommenden Flug lebhaft vor. Wie fühlen Sie sich körperlich? Bewerten Sie die Symptome, aber bitte korrekt, und erklären Sie sich selbst, warum z. B. Ihr Herz jetzt schneller schlägt (siehe hierzu den Abschnitt »Warum helfen Entspannungstechniken?«, S. 53 ff.). Führen Sie eine Entspannungsübung Ihrer Wahl durch. Wie fühlen Sie sich jetzt? Was machen Ihre körperlichen Symptome?

Ab jetzt kontrollieren *Sie* Ihre körperlichen Angstsymptome, nicht umgekehrt!

## So können Sie Anspannung verringern

- Denken Sie daran: Angst bedeutet Anspannung. Dieser können Sie in der Flugsituation mit folgenden Entspannungsübungen begegnen:
  Atemübungen
  Progressive Muskelrelaxation (PMR)
  Kombinationsübung aus Atemübung und PMR
- Notieren Sie die Akuttechnik Ihrer Wahl auf Ihre Karteikarte und schreiben Sie die Anleitung dazu auf. So haben Sie sie auf dem Flug immer vor Augen. Legen Sie diese Karteikarte hinter Ihre Ziel-Karteikarte.

## Schritt 3: Die Macht der inneren Bilder – verändern Sie falsche Denkprogramme

*Susanne K., Webdesignerin (28), erzählt: »Ich habe keine Probleme bei ruhigen Flügen. Aber sobald das Flugzeug in Turbulenzen gerät, läuft in meinem Kopf ein Katastrophenfilm ab. Ich sehe, wie ich sterbe. Ich beobachte Feuer, umherfliegende Gegenstände und Menschen in Panik. Ich spüre direkt, wie das Flugzeug außer Kontrolle gerät und abstürzt. Aus diesem Film komme ich nicht heraus.«*

Unsere Gedanken halten sich nicht immer an unseren Willen. Gedanken steigen auf und verschwinden wieder. Ängste, Sorgen und Grübeleien sind erstaunlich beharrlich. Warum?

Die Gedanken stehen im Dienst der Gefühle. Eines unserer stärksten Gefühle ist das Bedürfnis nach Sicherheit. Meist bestätigen wir uns mehr oder weniger bewusst innerlich unsere Angst, um sie nicht verändern zu müssen. Mit folgenden Mechanismen versuchen wir, uns vor der notwendigen Veränderung zu drücken:

- *Bagatellisieren:* Die Flugangst wird kleingeredet, allerdings nur in der Vorstellung. Die Betroffenen sagen sich: »Flugangst ist unangenehm, aber so schlimm ist sie nun auch wieder nicht. Anderen geht es viel schlechter. Europa ist auch schön und Urlaub mit dem Auto viel entspannter!« Die Gefahr dabei ist: Wir können unser Leben so nicht voll genießen. Wir geben uns stattdessen mit weniger zufrieden als möglich wäre.
- *Rationalisieren:* Wir suchen und finden Gründe für die Flugangst. Es ist gefährlich zu fliegen, Flugzeuge stürzen tatsächlich ab. Die Betroffenen geben dadurch der Angst einen Sinn. Dies geschieht aber nur scheinbar: Alles im Leben ist mit gewissen Unsicherheiten verbunden – aber genauso mit Freude, Genuss und Weiterentwicklung. Fliegen gehört mit zu der sichersten Art, sich fortzubewegen.

- *Hoffen:* Die Hoffnung will Sie glauben machen: Ihre Angst vor dem Fliegen wird schon von allein vergehen. Langjährige psychologische Untersuchungen und meine Erfahrungen zeigen jedoch: Die Angst vergeht nicht so einfach. Wenn Ihre Flugangst mit Platzangst verbunden ist, weitet sie sich im Gegenteil eher noch aus. Sie haben zuerst Flugangst. Irgendwann fahren Sie ungern mit dem Auto durch einen Tunnel. Sie meiden auf einmal auch Bergbahnen oder Aufzüge. Ein Teufelskreis ist in Gang gekommen!

  Ersetzen Sie diese Mechanismen lieber durch stärkende Selbstgespräche. So bewältigen Sie Ihre Flugangst leichter.

Geben Sie nicht dem Automatismus nach, gedanklich alles rund um den Flug negativ zu bewerten. Auf diese Weise schränken Sie nämlich Ihre Wahrnehmung auf die angstauslösenden Reize ein. Und schon wird Ihre Angst ausgelöst. Wir sagen uns z. B.: »Das Flugzeug fällt bestimmt wie ein Stein vom Himmel!« Überprüfen Sie einmal, was Ihnen dieser Gedanke in der Flugsituation wirklich bringt. Denken Sie stattdessen realistisch. Gehen Sie bewusst gegen diesen Automatismus an! Verschaffen Sie sich technisch und psychologisch fundiertes Wissen. Sagen Sie sich: »Ein Flugzeug kann gar nicht wie ein Stein vom Himmel fallen. Die Höhe beim Fliegen bedeutet Sicherheit« (siehe hierzu das Kapitel »Technisches Wissen über das Fliegen«, S. 108 ff.). Um eine solche realistische Sicht müssen Sie auf den ersten Flügen kämpfen, da der Automatismus der negativen Gedanken immer die Oberhand gewinnen will.

Eventuell denken Sie vor lauter Aufregung gar nicht an die realistischen Tatsachen. Sie haben das berühmte »Brett vor dem Kopf«. Dann sollten Sie mit einer Entspannungsübung Ihrer Wahl erst Ihr körperliches Erregungsniveau absenken. Schon wird die hohe körperliche Aktivierung zurückgehen und Sie können so Ihre Denkblockade lösen.

In diesem Kapitel wird es nun darum gehen, Ihre negativen Angstgedanken zu erkennen. Mit etwas Übung können Sie solche Denkmuster zum Stillstand bringen. Sie werden in der Lage sein, sie zu verändern und durch neue, realistische Gedanken über das Fliegen zu ersetzen. So schaffen Sie sich Realitäten! Sollten Ihnen viele technische Details der Fliegerei fremd sein, lesen Sie zuerst das Kapitel »Technisches Wissen über das Fliegen« (S. 108 ff.).

## Die Folge fehlerhafter Bewertungen

Erinnern Sie sich an das obige Fallbeispiel: Flugangst entsteht nicht durch die Situation an sich. Frau K. gerät vielmehr deshalb in Panik, weil *sie selbst* die Turbulenzen als gefährlich für das Flugzeug und somit für ihr Leben einstuft. Verändern Sie solche angsterzeugenden Denkmuster durch Fakten, dann machen Sie einen großen Schritt, um über Ihre Flugangst hinwegzukommen.

Lernen Sie auch, Ihre körperlichen Symptome in der konkreten Situation korrekt einzustufen. Sie ändern über diese beiden Aspekte Ihre angstmachenden Vorstellungen, die sich als Ihr persönliches Flugangstschema verfestigt haben. Sie zu ändern ist eine große Herausforderung. Sie haben über Jahre hinweg Vorstellungen über das Fliegen gesammelt und immer wieder verstärkt. Die konkreten Gedanken sind vielen Betroffenen gar nicht mehr bewusst. Sie denken vielleicht: »Fliegen ist gefährlich.« Dies ist ein abstrakter Gedanke, der sich aus verschiedenen konkreten Gedanken aufgebaut hat, wie z. B.: »Turbulenzen sind gefährlich«, oder: »Die Tragflächen schwanken bereits bedenklich, ob sie wohl halten?« etc. Wir können das wieder mit dem Beispiel des Autofahrens vergleichen. Vielleicht erinnern Sie sich an Ihre erste Fahrstunde. Der Fahrlehrer erklärte

Ihnen, wann Sie kuppeln müssen, wann Sie schalten müssen usw. Sie sagten sich in Gedanken vor: »Jetzt muss ich kuppeln, jetzt muss ich schalten.« Heute, Jahre später, fahren Sie immer noch Auto. Ihre Gedanken sind noch immer vorhanden. Sind diese Ihnen aber auch so bewusst wie in den ersten Fahrstunden? Bestimmt nicht! Sie sind automatisiert, so wie auch Ihre Gedanken beim Fliegen automatisiert sind!

Eine meiner Seminarteilnehmerinnen krallte sich auf ihrem Erfahrungsflug bei einer Turbulenz an der Armlehne fest. Ich fragte sie, was sie gedacht hat. Sie antwortete zuerst: »Gar nichts!« Dann sagte sie aber: »Ich dachte: ›Hilfe, wir stürzen ab!‹« Das war ihr automatisches altes Denkmuster. Ich fragte sie nach ihrem aktuellen technischen Wissensstand. Sie antwortete mir: »Turbulenzen sind unangenehm, aber niemals gefährlich!« Die Seminarteilnehmerin dachte also wider besseres Wissen in ihren alten (unbewusst eintrainierten) Mustern. Die Erklärungen des Flugkapitäns zum Thema Turbulenzen waren ihr im Seminarraum einleuchtend und verständlich erschienen. Trotzdem hat sich ihr altes Gedankenmuster bei ihrem Flug automatisch zuerst zu Wort gemeldet und blitzschnell auch zu einer körperlichen Reaktion (Verkrampfung) geführt. Dies zeigt, dass wir unsere Gedanken nur durch ständiges Üben umtrainieren können.

Sich regelmäßig gedanklich mit der betreffenden Situation zu konfrontieren ist essenziell wichtig für den Erfolg. Das funktioniert bei der Flugangst wie beim Tennisspielen. Eine falsch erlernte Rückhand umzulernen bedarf neben dem Wissen, wie es richtig geht, der ständigen Übung. Gehen Sie deshalb im Vorfeld den gesamten Flugverlauf im Kopf durch. Leisten Sie diese Vorarbeit gewissenhaft und korrigieren Sie Ihre Gedanken bzw. Selbstgespräche, wie dies in den kommenden Beispielen erläutert ist.

Tun Sie sich schwer damit, Ihre schlimmen Befürchtungen

durch wirklichkeitsnahe, beruhigende Vorstellungen zu ersetzen? Dann nutzen Sie die Zweispaltentechnik. Schreiben Sie Ihre negativen Fluggedanken auf die linke Seite eines Blattes Papier. Listen Sie auf der rechten Seite sämtliche entlastenden und beruhigenden Vorstellungen auf, die Ihnen dazu einfallen. Achtung: Bitte schreiben Sie so konkret wie möglich. Vermeiden Sie Verallgemeinerungen (wie: »Beim Fliegen passiert nichts!«) und Übertreibungen (»Ab jetzt liebe ich es, zu fliegen!«). Notieren Sie Ihre passenden konkreten und realistischen Einfälle auf einer Karteikarte. Damit haben Sie diese hilfreichen Gedanken auf dem Flug immer vor Augen.

## So formulieren Sie positive Gedanken

Anhand von vier Beispielen will ich Ihnen zeigen, wie Sie positive Gedanken formulieren.

1. Beispiel:
- Machen Sie sich bewusst, welcher Gedanke Ihnen Angst macht, z. B.: »Hilfe, Turbulenzen – wir stürzen ab!«
- Hinterfragen Sie diese Gedanken: »Sind Turbulenzen wirklich gefährlich für das Flugzeug?« »Wie ist die Situation, neutral betrachtet, zu bewerten?« Verschaffen Sie sich Wissen aus erster Hand, z. B. durch das Buch *Warum sie oben bleiben* (siehe Literaturangaben im Anhang) oder über www. flugingenieur.de.
- Ersetzen Sie Ihren angstmachenden Gedanken durch einen realistischen, z. B.: »Turbulenzen sind unangenehm, aber ungefährlich.« Reden Sie sich aber nichts für Sie Unrealistisches ein. Sie glauben dann nicht daran. So verfallen Sie dann schnell in alte Denkmuster. Sie sollten von den neuen Gedanken wirklich überzeugt sein.

- Notieren Sie Ihre(n) realistischen Gedanken auf einer Kartei-karte. »Turbulenzen sind unangenehm, aber nicht gefährlich.«
- Üben Sie die neuen Gedanken täglich. Lesen Sie die Sätze auf den Karten, lernen Sie sie auswendig. Überzeugen Sie sich immer wieder davon.
- Stellen Sie sich konkret vor: Wie werden Sie einen Flug mit Turbulenzen mit Hilfe der neuen Gedanken bewältigen?

2. Beispiel:
- Hier löst folgender Gedanke Angst aus: »Die Tragflächen wackeln so sehr. Ich glaube, sie brechen gleich ab. Was passiert dann? Das Flugzeug wird sicher ins Trudeln kommen und abstürzen. Alles ist zu Ende.«
- Hinterfragen Sie diesen Gedanken: Können Tragflächen ein-fach so abbrechen? Ist das realistisch?
- Ersetzen Sie den Gedanken durch einen realistischen Gedan-ken. Der könnte so lauten: »Tragflächen können nicht einfach so abbrechen. Sie sind nicht rechts und links an das Flugzeug angesteckt, sondern sie gehen durch den Flugzeugrumpf hin-durch.«
- Notieren Sie sich auch diesen Gedanken auf die Karteikarte. Üben Sie täglich! Stellen Sie sich vor, wie Sie eine Flugsituation mit wackelnden Tragflächen jetzt dank des realistischen Ge-dankens viel besser bewältigen. Seien Sie stolz auf sich!

3. Beispiel:
- Der angstmachende Gedanke lautet hier: »Ich will hier raus!«
- Überlegen Sie selbstkritisch: Warum habe ich diesen Gedan-ken? Habe ich den auch in anderen Situationen, z. B. im Zug?
- Ersetzen Sie den Gedanken durch einen realistischen Gedan-ken: »Ich bin an Bord des Flugzeugs, weil ich von Frankfurt nach Hamburg gelangen will. Meine körperlichen Symptome

sind normal. Es handelt sich um eine übersteigerte biologische Reaktion. Ich selbst kann mit Hilfe meiner Atemübung jederzeit aktiv in diesen Kreislauf eingreifen. Es geht mir dann schnell besser.«

- Notieren Sie sich Ihren Gedanken auf die Karteikarte und stellen Sie sich nun vor: Ich bekomme mit meiner eigenen Kraft meine unangenehmen körperlichen Symptome in den Griff. Das gibt Ihnen viel Kraft! Trainieren Sie dies regelmäßig. Warum? Antrainierte körperliche Symptome können sehr hartnäckig sein. Das sind *Sie* aber auch! Beobachten Sie, wie Sie Ihre Symptome mit Ihren Übungen beeinflussen können! Sie werden zumindest nicht schlimmer! Sie haben sie gebremst!


4. Beispiel:

- Angstmachender Gedanke: »Ich vertraue den Piloten einfach nicht. Sie machen bestimmt einen Fehler!«
- Hinterfragen Sie Ihre Überlegungen: Ist dieser Gedanke realistisch? Halten Sie sich vor Augen: Was haben Sie über die Aus- und Weiterbildung von Piloten gelesen?
- Bauen Sie einen realistischen Gedanken auf: »Selbst wenn einer der Piloten einen Fehler machen sollte, ist immer ein zweiter da, um diesen Fehler zu korrigieren.«
- Notieren Sie die von Ihnen gewählten Gedanken auf eine Karteikarte.
- Stellen Sie sich konkret vor, wie Sie in der Flugsituation die Kontrolle Stück für Stück aus der Hand geben. Sie tun das nur an qualifizierte Piloten renommierter Fluggesellschaften. Sie bestimmen darüber, indem Sie die Fluglinie wählen. Üben Sie diese Vorstellung mit dem Blick zur Uhr. Für den Anfang reicht es, wenn Sie versuchen, fünf Minuten loszulassen. Verlängern Sie diesen Zeitraum dann immer mehr.

Ihre neuen realistischen Gedanken werden besser funktionieren, wenn Sie sich an einige sinnvolle Punkte halten:

1. Verwenden Sie prägnante Sätze: »Turbulenzen sind unangenehm, aber sie sind nicht gefährlich!«, »Tragflächen können nicht einfach abbrechen« oder: »Ich werde aktiv, dann geht es mir schnell besser!«

2. Wählen Sie Sätze, die Ihnen glaubwürdig erscheinen. Sie müssen in der Lage sein, sie für sich selbst zu begründen. Kennzeichnen Sie diese auf Ihrer Karteikarte mit Textmarker.

3. Verwenden Sie positive Formulierungen, z. B.: »Ich werde mir im Flugzeug Bewegungsspielraum verschaffen.« Dagegen wäre der Satz »Ich habe keine Platzangst mehr im Flugzeug« eine negative Formulierung. Eine solche motiviert Sie nicht zum Handeln.

4. Formulieren Sie Ihre Gedanken in der Gegenwartsform, z. B.: »Ich kann die Flugangst gut aushalten.« Vermeiden Sie die Zukunftsform.

Der folgende Flugleitfaden mit Beispielen soll Sie anregen, eigene positive Selbstinstruktionen beim Fliegen zu entwickeln. Der Leitfaden orientiert sich am normalen Flugverlauf.

Gehen Sie diesen Leitfaden Punkt für Punkt durch! Seien Sie nicht verunsichert, wenn Sie auf technische Punkte stoßen, die Ihnen noch fremd sind. Diese werden im technischen Teil dieses Buches (S. 108 ff.) erläutert. Überprüfen Sie z. B.: Spüren Sie Schwellenangst beim Einsteigen in das Flugzeug? Lautet Ihre Antwort Ja, dann erarbeiten Sie sich einen eigenen realistischen Gegen-Gedanken dazu.

- Sie buchen Ihren Flug. Sie spüren, dass die Aufregung zunimmt. Ihre realistischen Gedanken könnten dazu lauten: »Meine Aufregung ist normal. Ich habe mein Angstschema noch nicht durch praktische Übungen umgelernt. Das wird nach jedem Flug immer besser werden!«
- Sie sind am Abend vor dem Flug sehr aufgeregt. Sie könnten darauf so reagieren: »Ich bekomme meine körperlichen Symptome durch Entspannungsübungen in den Griff. Sie verschwinden vielleicht nicht gleich vollständig. Aber sie steigern sich auch nicht mehr ins Unermessliche.«
- Sie sitzen am Gate, ihr Flug wird aufgerufen. Sagen Sie sich z. B.: »Ich mache eine Entspannungsübung. Ich weiß, dass ich mir wegen der Angst negative Gedanken mache. Ich kann etwas dagegen tun: Ich nehme meine Karteikarte(n) mit den realistischen Gedanken zur Hand. Ich weiß, ich werde ins Flugzeug steigen!«
- Sie steigen als eine der letzten Personen ins Flugzeug. Konzentrieren Sie sich auf Gedanken der folgenden Art: »Es ist alles in Ordnung, an Bord eines Flugzeugs wird alles für meine Sicherheit getan. Meine körperlichen Symptome sind normal und nicht gefährlich. Ich werde sie durch eine Entspannungsübung in den Griff bekommen! Selbst wenn ich die Übung vor Aufregung nicht hinbekomme, kann mir nichts geschehen. Ich habe mein Ziel im Blick!«
- Sie setzen sich auf Ihren Sitz im Flugzeug. Nehmen Sie jetzt bewusst den normalen Ablauf der Dinge um sich herum wahr. Beginnen Sie mit einer kombinierten Atem- und Muskelübung und entspannen Sie sich. Schließen Sie die Augen. Atmen Sie nicht zu tief ein und achten Sie auf die Atempause.
- Die Tür des Flugzeugs geht zu. Lassen Sie Ihren Gedanken »Ich will hier raus!« nicht dominant werden, akzeptieren Sie aber, dass er noch da ist. Er hat ja auch etwas Vertrautes. Machen

Sie Ihre Kombinationsübung. Sie stärken damit Ihren Parasympathikus. Das entspannt. Überprüfen Sie anschließend Ihre Gedanken. Setzen Sie Ihre im Vorfeld des Fluges gefundenen positiven Gedanken dagegen. Nehmen Sie den Raum um sich herum bewusst wahr. Nutzen Sie ihn später aus, sobald die Anschnallzeichen ausgegangen sind. Stehen Sie dann auf und gehen Sie ein wenig herum.

- Das Flugzeug rollt zur Startbahn. Die Flugbegleiterinnen machen Sie mit den Sicherheitsvorkehrungen vertraut. Das ist ein ganz normaler Vorgang, der gesetzlich vorgeschrieben ist. Halten Sie sich vor Augen: Die Bewegungen, die das Flugzeug am Boden macht, sind Ihnen eigentlich vertraut. Wenn Sie mit dem Auto über Kopfsteinpflaster fahren, hört und fühlt sich das ähnlich an. Konzentrieren Sie sich weiter auf Ihre Entspannungsübung. Bereiten Sie sich mental auf die Startphase vor.

- Das Flugzeug beschleunigt und hebt ab. Diesen Moment mögen Sie überhaupt nicht. Sie können sich trotzdem durch die Übungen körperlich ein wenig entspannen. Konzentrieren Sie sich fest auf Ihre Übungen! Spüren Sie, wie Sie leicht in den Sitz gedrückt werden. Dies ist ein normaler Vorgang beim Fliegen. Sie kennen das vielleicht, wenn Sie mit dem Auto beschleunigen.

- Das Startgeräusch wird unterbrochen, die Schnauze des Flugzeugs senkt sich etwas ab. Das beunruhigt Sie. Das Flugzeug ist doch noch im Steigflug! Vergegenwärtigen Sie sich folgendes Wissen: Das Flugzeug benötigt jetzt nicht mehr den vollen Schub. Der Pilot nimmt daher die Leistung der Triebwerke zurück. Dies können Sie sehr gut spüren; es ist ein normaler Vorgang.

- Sie nehmen die jetzt geflogenen Kurven stärker wahr, weil Sie Fixpunkte auf der Erde erkennen können. Halten Sie sich vor

Augen: Der Pilot überschreitet niemals den vorgeschriebenen Winkel. Das Flugzeug kann nicht nach rechts oder links abkippen.

- Sie hören ein rumpelndes Geräusch unter sich. Die Beleuchtung der Exit-Schilder geht aus. Ein Gong ertönt. Dies geschieht immer in dieser Flugphase, ebenso wie beim Zielanflug. Das Fahrwerk wird eingefahren bzw. im Anflug wieder ausgefahren. Dies ist ein normaler, hörbarer Vorgang.

- Das Geräusch der Triebwerke wird jetzt etwas lauter. Das Flugzeug steigt wieder. Denken Sie an folgendes Wissen: Flugzeuge können selten bis zum Erreichen der Reiseflughöhe ununterbrochen ansteigen. Die Passagiere erleben üblicherweise einen treppenartigen Anstieg, bis das Flugzeug seine endgültige Reiseflughöhe erreicht. Die Fluglotsen geben diese Taktik vor, um das starke Verkehrsaufkommen an Flughäfen zu steuern. Sie können dies gut hören, weil sich die Triebwerkleistung dabei verändert. Die Flugzeugschnauze hebt sich ein wenig, wenn das Flugzeug steigt. Sie senkt sich, sobald die Beschleunigung reduziert wird.

- Die Anschnallzeichen gehen nach etwa 20 Minuten aus. Das Flugzeug hat seine endgültige Reiseflughöhe erreicht. Die Flugbegleiterinnen beginnen mit dem Service. Überprüfen Sie sich: Welche negativen Gedanken begleiten Sie im Moment? Sind diese realistisch? Lesen Sie Ihre Karteikarten! Welche positiven Gedanken konnten Sie in der Übungssituation übernehmen, welche fielen Ihnen schwer? Danach überprüfen Sie Ihre momentane körperliche Anspannung. Machen Sie eventuell erneut eine Entspannungsübung. Danach beschließen Sie, heute an Bord etwas zu essen (falls vorhanden). Oder Sie gönnen sich einen Gemüse- oder Fruchtsaft. Beides wirkt positiv auf den Parasympathikus. Wenn Sie die Kontrolle schwer abgeben können, dann üben Sie jetzt genau dies. Beginnen

Sie so: Schauen Sie auf die Uhr. Sagen Sie sich: »Ich lasse meine Flugangst jetzt für fünf Minuten los. Ich gebe mich meiner Entspannungsübung hin. Erst danach kehre ich zu meinem Kontrollwunsch zurück. Ich werde mich dann vergewissern: Alle hörbaren Geräusche deuten darauf hin, dass alles in Ordnung ist.« Wiederholen Sie diese Übung im Verlauf des Fluges ein paar Mal. Verlängern Sie die Dauer, in der Sie loslassen, von Flug zu Flug immer mehr.

- Das Flugzeug fliegt durch ein Gebiet örtlicher Turbulenzen. Es ertönt die Ansage, sich bitte anzuschnallen. Bei sehr starken Turbulenzen kann es zu der Ansage kommen: »Flugbegleiter, Service bitte einstellen«. Wie geht es Ihnen damit? Ihre Anspannung steigt wahrscheinlich schlagartig an. So können Sie darauf reagieren: Drücken Sie Ihren Rücken fest gegen die Rückenlehne. Spüren Sie bewusst den Boden unter den Füßen. Machen Sie die kombinierte Übung für Atem und Muskeln. Was denken Sie über die Situation? Erinnern Sie sich: Turbulenzen sind unangenehm, aber niemals gefährlich. Das Flugzeug macht die Bewegungen der Luft elastisch mit. Ein Flugzeug ist dafür gebaut, sicher durch Turbulenzen zu fliegen. Auch die Flugbegleiter sollen die Chance haben, sich hinzusetzen. Dies ist normal. Die Turbulenzen sind in keiner Weise bedrohlich. Machen Sie die Bewegungen des Flugzeugs leicht mit. So verkrampfen Sie sich nicht so stark! Übrigens: als Flugbegleiterin hatte ich in dieser Situation auch immer eine angespannte Miene. Aber nicht, weil die Situation für das Flugzeug bedrohlich gewesen wäre. Meine Gedanken waren nämlich lediglich: »Mensch, hoffentlich schaffen wir den Service trotz dieser Turbulenzen und der kurzen Flugzeit«, oder: »Hoffentlich schütte ich bei diesen Turbulenzen keinen Tomatensaft oder gar heißen Kaffee auf das blütenweiße Hemd des Passagiers.«

- Das Flugzeug fliegt nun wieder ruhig. Sie können das Fliegen sogar ein wenig genießen. Sie haben gemerkt: Turbulenzen sind unangenehm, aber niemals gefährlich.
- Die Anschnallzeichen gehen wieder an, ein Gong ist zu hören. Es folgt die Ansage einer Flugbegleiterin, sich anzuschnallen, weil die Piloten den Landeanflug beginnen. Das Flugzeug geht in den Sinkflug über. Stellen Sie sich mental auf den leicht spürbaren Sinkflug ein. Das Flugzeug nimmt dabei die Schnauze leicht nach unten. Vielleicht spüren Sie einen leichten Druck auf den Ohren. Dies ist normal. Die Triebwerke werden nun leiser.
- Das Flugzeug fliegt unter Umständen ein paar Kurven, die Sie deutlich spüren und sehen können. Die Piloten müssen dies meist wegen Wohngebieten tun oder weil das Flugzeug bestimmte Gebäude nicht überfliegen darf (z. B. Kernkraftwerke). Das ist ein ganz normaler Vorgang. Denken Sie daran: Sie haben durch die Nähe zum Boden wieder Fixpunkte gewonnen. Dadurch nehmen Sie die Kurven stärker wahr. Sie wissen aus der Startphase: Der Pilot kann einen bestimmten Winkel nicht überschreiten. Das Flugzeug kann weder nach rechts noch nach links kippen.
- Manchmal muss der Pilot Warteschleifen fliegen. Dies ist ärgerlich, aber ein normaler Vorgang. Er hat mit starkem Verkehrsaufkommen oder der Wetterlage zu tun. Bedenken Sie aber: Bei wirklich bedrohlichen Wetterbedingungen würde der Pilot natürlich auf einen anderen Flughafen ausweichen! Das Flugzeug hat dafür immer genügend Sprit.
- Das Triebwerksgeräusch wird phasenweise wieder lauter. Das erstaunt Sie, weil das Flugzeug in der Anflugsphase ist. Beachten Sie jedoch: Dies ist normal. Der Pilot korrigiert durch Beschleunigung, um z. B. den aktuellen Windverhältnissen gerecht zu werden.

- Das Flugzeug geht nun in den Endanflug. Die Schilder für die Notausgänge leuchten auf, wieder hören Sie einen Gong. Das Flugzeug setzt auf der Landebahn auf. Dieses Aufsetzen ist mit einem Rumpeln verbunden, das Ihnen ganz deutlich zeigt, dass Sie wieder am Boden sind. Die Triebwerke heulen auf, die Geschwindigkeit nimmt ab. Sie sind an ihrem Ziel angekommen, mit einem von weltweit über 50 000 Flügen täglich!

*Herzlichen Glückwunsch!*

## Gedanken gegen die körperlichen Symptome der Angst

Die folgenden Gegen-Gedanken bzw. realistischen Selbstinstruktionen helfen insbesondere, wenn Ihre Flugangst mit starken angstmachenden körperlichen Symptomen verbunden ist und wenn Sie große Angst vor einer Panikattacke im Flugzeug haben.

1. Beispiel:
Ihr erhöhter Pulsschlag löst folgenden Angstgedanken aus »Ich bekomme einen Herzinfarkt im Flugzeug und muss sterben.«
*Realistische Selbstinstruktion:* »Mein Herz rast zwar wegen meiner Angst. Das ist jedoch normal. Ich halte dasselbe Herzrasen problemlos aus, wenn ich Sport treibe.«

2. Beispiel:
Der angstauslösende Gedankengang aufgrund von Schwindelgefühlen lautet: »Mir ist so schwindlig, ich werde gleich ohnmächtig!«
*Realistische Selbstinstruktion:* »Mein Blut wird durch meine

85

Angst blitzartig im Körper umverteilt. Das verursacht den Schwindel. Er ist nicht gefährlich!«

3. Beispiel:

Das Gefühl von Atemnot löst folgenden Angstgedanken aus: »Ich ersticke!«

*Realistische Selbstinstruktion:* »Ich bekomme immer genug Luft. Ich mache jetzt meine Atemübung. Ich atme durch die Nase normal ein und durch den Mund kräftig aus. Ich mache dann eine Pause. Danach führe ich die Atemübung in diesem Rhythmus fort.«

4. Beispiel:

Ein Gefühl von Unwirklichkeit ruft folgenden Angstgedanken hervor: »Ich werde gleich verrückt!«

*Realistische Selbstinstruktion:* »Ich fühle mich durch meine Angst anders als sonst. Aber ich weiß: Ich bin völlig normal! Kein Mensch ist jemals durch eine Panikattacke verrückt geworden.«

## Was Ihre Gedanken verändern können

Was folgt auf negative Gedanken? Wie wirken sich positive Gedanken aus? Ich möchte Ihnen im Folgenden verdeutlichen, wie unterschiedlich sich die Gedanken auf Ihren Flug auswirken können, und zwar abhängig davon, ob sie positiv oder negativ sind.

Erinnern Sie sich an beängstigende Situationen. Wie haben Sie diese Momente bewältigt? Ihre Gedanken haben eine große Rolle gespielt. Es gibt Tage im Leben, da ist man schlecht drauf. Wir machen uns dann leider von allem und jedem negative Vorstellungen. Dann gibt es Tage, da hat man das Gefühl, man könnte Bäume ausreißen. Beide Zustände wirken sich auf unsere Handelungen aus. Betrachten Sie den nachfolgenden Vergleich von negativen und positiven Gedanken und reflektieren Sie über Beispiele dazu aus Ihrem Leben.

Merkmale negativer Gedanken:
- Negative Gedanken entmutigen. Sie unterschätzen dadurch Ihre eigenen Fähigkeiten und haben Ihre Schwächen vor Augen und glauben: »Ich schaffe es einfach nicht!«
- Sie malen sich in der Angstsituation immer das Schlimmste aus. Die meisten Flugzeugkatastrophen passieren in Ihrer Fantasie und nicht in der Realität.
- Sie verallgemeinern die Situation: »Ich habe schon immer gekniffen, also werde ich es auch diesmal tun!«
- Sie betreiben Hellseherei: »Statistik hin oder her, wenn ich fliege, passiert bestimmt etwas!«
- Sie denken Angedachtes nicht zu Ende: »Wenn ein Triebwerk ausfällt, dann ist alles zu Ende. Nein, ich will nicht sterben!«

Merkmale positiver Gedanken:
- Sie ermutigen sich, indem Sie sich bewusst auf Ihre Stärken konzentrieren. Konzentrieren Sie sich auf das, was Sie Ihrer Angst vor dem Fliegen jetzt entgegenzusetzen haben. Nutzen Sie Ihr neues Wissen über körperliche Abläufe und Entspannungstechniken, genauso wie das Wissen, dass Sie vor Angst weder sterben noch verrückt werden können (vgl. den Abschnitt »Kann ich vor Angst verrückt werden?«, S. 105 ff.), und zwar auch dann nicht, wenn Sie nichts gegen Ihren Angstanfall unternehmen.
- Achten Sie auf die Realität. Was geht tatsächlich vor sich? Stellen Sie sich den normalen Flugablauf vor. Wenn Ihnen etwas seltsam erscheint, fragen Sie nach. Sie wissen: An Bord eines Flugzeugs wird alles für Ihre Sicherheit getan!

- Sie achten auf den Moment und verallgemeinern nicht. Der bevorstehende Flug hat mit Ihren bisherigen Situationen beim Fliegen nichts zu tun. Sie haben sich diesmal bestmöglich vorbereitet. Sie werden es schaffen!
- Sie bleiben realistisch. Können Sie denn etwa auch bei positiven Dingen wie z. B. beim Lotto-Spielen hellsehen?
- Sie denken Angedachtes konsequent zu Ende. Für das oben genannte Beispiel mit dem Triebwerksausfall würde dies bedeuten: »Auch wenn ein Triebwerk ausfällt – ein Verkehrsflugzeug hat mindestens zwei Triebwerke. Ein Triebwerk genügt für einen erfolgreichen Landeanflug völlig. Ein Flugzeug kann nicht wie ein Stein vom Himmel fallen, es kann selbst ohne Triebwerk aus der Reiseflughöhe ca. 200 km weit gleiten.«

Sie können jetzt bestimmt besser erkennen, wie wichtig positive (realistische) Gedanken bei der Bewältigung Ihrer Angst sind. Auf welche Art Sie mit sich selbst »reden«, entscheidet über Ihr Tun. Deshalb kommt der Veränderung der Gedanken große Bedeutung zu. Schaffen Sie neue Realitäten!

## So werden Sie das Gedankenkreisen los

Sie können die folgenden beiden Akuttechniken einsetzen, wenn Ihre Gedanken ständig um etwas kreisen. Diese Übungen helfen Ihnen, einen Gedankenkreislauf zu unterbrechen. Koppeln Sie diese Techniken mit Entspannungsübungen. Das wirkt besonders gut.

## Stoppen Sie negative Gedanken

Wenn Sie unter Flugangst leiden, drehen sich Ihre Angst-Gedanken gern im Kreis. Mit der Übung »Gedanken-Stopp« können Sie aus dem Kreislauf des Grübelns und der Angst ausbrechen.

Machen Sie sich hierfür Folgendes zur Gewohnheit: Taucht ein Angstgedanke auf, sagen Sie laut: »Stopp!« Geben Sie mit dem Wort »Stopp« einen Befehl, den Sie auch körperlich spüren. Ballen Sie die Hand fest zur Faust oder kneifen Sie sich leicht in den Arm.

Die Angstgedanken gehen allerdings nicht so leicht auf und davon. Sie kommen sofort wieder. Lassen Sie sich aber davon nicht beirren. Sagen Sie wieder: »Stopp!« Bleiben Sie bei Ihrer Methode. Sagen Sie sich: Dieses Grübeln bin nicht ich, das kommt von meiner Flugangst.

Üben Sie den Gedankenstopp täglich zweimal, jeweils ein paar Minuten lang. Die Gedanken werden Sie nach mehreren Übungseinheiten nicht mehr belästigen! Lassen Sie sich nicht entmutigen, wenn die negativen Gedanken Sie am Anfang immer wieder einholen. Ersetzen Sie auch den negativen Gedanken durch einen realistischen positiven.

## Verankern Sie positive Gefühle

Mit der »Anker-Technik« können Sie Anspannung und Unruhezustände ausgezeichnet bewältigen. Diese Übung regt Ihre Vorstellungskraft direkt an. Wir stellen uns dabei angenehme Situationen, die wir erlebt haben, mit allen Sinnen vor. Diese Bilder und Gefühle helfen, aufkommende Angst- oder Panikzustände zu entschärfen. Ich gebe Ihnen hier zwei Beispiele. Beachten Sie: Nutzen Sie wirklich alle Sinne, um sich eine schöne Erinnerung vorzustellen!

Eine klassische angenehme Erinnerung ist ein schöner Urlaub, z. B. am Meer. Sie *sehen* und *spüren* wieder, wie es damals war. Sie sitzen unter einer wunderschönen Palme. Sie trinken einen Cocktail und genießen den Blick auf das blaue Meer. Lassen Sie Ihre Vorstellung mit allen Sinnen auf sich wirken: Lassen Sie Ihren Blick über die Weite des Meeres schweifen. *Riechen* Sie den Duft des Meeres. Sie *schmecken* wieder das Salz des Meerwassers auf Ihrer Zunge. *Erspüren* Sie die wohlige Wärme des Sandes. *Hören* Sie, wie die Brandung rauscht.

Können Sie sich genau an diese Situation erinnern? Waren Sie damals vielleicht restlos glücklich und zufrieden mit Ihrem Leben? Dann könnte dies das richtige Bild für Sie sein.

Das zweite Beispiel sind Ihre erlebten Erfolge. Rufen Sie sich Ihr größtes Erfolgserlebnis in Erinnerung. *Betrachten* Sie sich selbst in dieser erfolgreichen Rolle. *Spüren* Sie den Stolz, den Sie damals empfunden haben. *Hören* Sie wieder die Komplimente, die Sie bekommen haben! Wie *riecht* Ihr Erfolg, ein bestimmter Raum oder Ihr damaliges Parfum oder After Shave? Vergegenwärtigen Sie sich dieses berauschende Gefühl aufs Neue!

Wenn Sie ehrgeizig sind, könnte dieses Bild gut zu Ihnen passen. Es wird Ihnen helfen, das Gedankenkreisen zu unterbrechen.

Ich habe Ihnen in der zweiten Übung zwei Beispiele näher beschrieben. Lassen Sie ruhig auch Ihr eigenes Bild im Kopf entstehen! Es kann Ihr Lieblingssport sein, bei dem Sie sich auf einen bestimmten Aspekt konzentrieren, oder Ihr Lieblingsfilm, Ihre Lieblingsmusik. Die Möglichkeiten sind unerschöpflich. Ihre Vorstellungsbilder sollten aber alle Sinne ansprechen, so wie dies unbewusst auch in der Angstsituation geschieht.

Üben Sie Ihr persönliches Bild zu Hause ein. Integrieren Sie es in die Entspannungsübung Ihrer Wahl. Anschließend verknüpfen Sie aufkommende Angst- oder Panikgefühle mit dem angenehmen Bild. Sie werden sehen: So entschärfen Sie Ihren persönlichen Katastrophenfilm! Üben Sie auch dies in Ruhe. Beobachten Sie dabei, wie die positiven Gefühle Ihre aufkommende Angst überlagern. Spüren Sie, wie Sie ruhiger werden!

## Gedanken gegen die Angst

- Ersetzen Sie Ihre negativen Gedanken in Bezug auf das Fliegen durch realistische, Ihnen glaubhaft erscheinende Gedanken.
- Gehen Sie dafür den Flugverlauf Schritt für Schritt durch. Machen Sie sich zu jedem Schritt positive Gedanken.
- Wenden Sie bei Gedankenkreisen eine Akuttechnik (Gedankenstopp und/oder Ankern) an.
- Notieren Sie die für Ihre Flugangstbewältigung wichtigen realistischen Gedanken bzw. Selbstinstruktionen auf eine Karteikarte und legen Sie diese hinter Schritt 2.

## Schritt 4: Mentales Training – mit Vorstellungskraft gegen die Flugangst

*Klaus A. aus München beschreibt seine Flugangst so: »Ich bekomme bereits Angstgefühle, wenn es in einem Film ums Fliegen geht. Meine Hände sind schweißnass, mein Herz schlägt deutlich schneller. Ich sehe mich mitten im Film und habe Angst vor einer Katastrophe. Ich kann mir nicht vorstellen, selbst in ein Flugzeug einzusteigen. Ich vermeide das Fliegen seit 15 Jahren.«*

Das mentale Training ist eine Erweiterung von Schritt 3, und wie dort bereits deutlich wurde (vgl. die Anker-Technik, S. 89 f.), reagiert unser Körper nicht nur auf die Wirklichkeit um uns herum, sondern auch auf unsere inneren Bilder. Wir werden uns nun genau dies zunutze machen. Mentales Training integriert alle drei Ebenen der Angst: die gedankliche Ebene (z. B. Katastrophengedanken), die körperliche Ebene (z. B. schweißnasse Hände und Herzrasen) und die Verhaltensebene (z. B. Vermeidung der angstauslösenden Situation), wobei es auf der gedanklichen Ebene ansetzt.

Sie kennen das bestimmt: Wenn Sie intensiv genug an das Fliegen und die damit verbundenen Geräusche und Gerüche denken, spüren Sie sofort Angst. Sie brauchen dafür nicht in ein Flugzeug zu steigen! Ihr Herz schlägt schneller, Sie spannen sich an. Katastrophenfilme verstärken diese Reaktion noch. Nutzen Sie stattdessen doch Ihre lebendige Vorstellungskraft einmal positiv, um Ihre Angst zu bewältigen!

In diesem Schritt lernen Sie, die Flugsituation in ihrem ganzen Verlauf im Kopf zu bewältigen. Erst später werden Sie sich real einem Flug aussetzen.

Mentales Training ist Ihr Steuerungsinstrument. Sie lernen, Ihre Vorstellungen genau zu strukturieren. Nutzen Sie es als Trockentraining, um Ihr Angstschema umzulernen. Menschen im Leistungssport bereiten sich mit mentalem Training erfolgreich auf Wettkämpfe vor. Eiskunstläuferinnen laufen ihr Programm vielfach im Kopf, insbesondere ihren sogenannten Angstsprung. Durchlaufen auch Sie die gefürchteten Situationen in ihrer Vorstellung! Tun Sie das so lange, bis Sie zu einer zufriedenstellenden Lösung gelangen. Wenn Sie spüren, dass Ihre Vorstellung nicht mehr mit Angst verbunden ist, und Sie an einen Flug denken können, ohne die bisherigen körperlichen Symptome zu zeigen, sind Sie einen großen Schritt weiter. Mentales Training programmiert ihr Kopfkino neu. Auf dem Programm stehen dort dann realistische Filme statt Katastrophenszenarios.

# Die vier Punkte des mentalen Trainings

- *Erstellen Sie die Dramaturgie für Ihr Drehbuch*

Wie Schauspieler und Schauspielerinnen im Film entsprechend dem Drehbuch handeln, so können Sie ein Drehbuch für Ihren Flug entwickeln. Beachten Sie dabei besonders jene Situationen, die Sie am meisten bedrücken. Nehmen Sie dazu die Karteikarte mit Ihren Angst-Gedanken aus Schritt 3 zur Hand. Gehen Sie diese Ängste nochmals durch! Notieren Sie: Welche Momente im Verlauf eines Fluges bereiten Ihnen besonders großes Unbehagen? Fürchten Sie sich vor Turbulenzen? Ängstigen Sie sich besonders in der Startphase? Beunruhigt Sie das Gefühl, eingesperrt zu sein?

- *Schreiben Sie die realistischen Szenen Ihres Drehbuchs*

Schreiben Sie nun Ihr persönliches Drehbuch für diese Momente.

Gehen Sie dabei auf alle drei Komponenten der Angst ein: Welche Gedanken machen Sie sich? Was tut Ihr Körper? Wie verhalten Sie sich? Ich gebe Ihnen ein Beispiel:

Sie leiden vor dem Einsteigen unter Schwellenangst.

## Gedankliche Ebene

Machen Sie sich klar: »Wenn ich jetzt aufgebe, fühle ich mich nachher schlecht. Ich kenne das aus anderen Situationen. Diesmal überwinde ich mich. Ich konzentriere mich darauf, wie ich mich fühlen werde, wenn ich es geschafft habe. Ich habe mich auf diesen Flug bestmöglich vorbereitet. Also gebe ich mir eine Chance.«

## Körperliche Ebene

Machen Sie auf dem Weg zum Flughafen regelmäßig Ihre Entspannungsübung, ebenso auf dem Weg zum Gate. Spüren Sie der Wirkung dieser Übung nach! Spüren Sie, wie Ihnen die Übung hilft – auch wenn Sie nicht sofort so gut entspannt sind wie zu Hause auf Ihrem Sofa. Das macht nichts, die liegt an Ihrer höheren Grundanspannung. Machen Sie sich bewusst: Sie kontrollieren mit dieser Übung aktiv ihre körperliche Erregung.

## Verhaltensebene

Schwellenangst ist mit einer großen Dosis Energie verbunden. Verwenden Sie diese Power nicht zum Davonlaufen! Setzen Sie diese Kraft ein, um Ihrer Angst aktiv zu begegnen. Helfen Sie sich mit einer geplanten Handlung. Rufen Sie z. B. jemanden mit dem Handy an, der Sie in dieser Situation ablenken und stärken kann. Sie können auch die Stewardess gleich beim Einsteigen ansprechen. Sagen Sie Ihr, dass Sie unter Flugangst leiden. Sich jemandem mitzuteilen nimmt einen großen Druck von Ihnen.

- *Spielen Sie das Drehbuch mental durch*

Spielen Sie das Drehbuch nun immer wieder durch. Beeinflussen Sie Ihre Gedanken und Ihre körperlichen Symptome. Tun Sie das, bis Sie bemerken: Ihre negativen körperlichen Symptome der Angst stellen sich nicht mehr so stark wie früher ein, sobald Sie an einen Flug denken. Sie können mit einer »Fernbedienung« Ihren Film je nach Bedarf vor- und zurückspulen oder anhalten. Bekommen Sie starke Angst, können Sie den Film unterbrechen. Schalten Sie ihn wieder ein, wenn Sie sich nach einiger Zeit erholt haben. Damit geben Sie sich selbst das Signal: »Ich flüchte nicht.« Malen Sie sich in einem wunderschönen Tagtraum bis ins kleinste Detail aus: Wie werden Sie den Flug erfolgreich erleben? Wie wird es sein, wenn Sie an Ihrem Wunschziel ankommen? Wie werden Sie sich danach fühlen? Dadurch sollen Sie lernen, sich realistische Erfolgserlebnisse vorzustellen, um positive Erwartungen für die Realsituation entwickeln zu können.

### • *Generalprobe für das Drehbuch*

Proben Sie die Szenen Ihres Drehbuchs nun unter realen Bedingungen. Begeben Sie sich tatsächlich zum Flughafen! Diesmal noch ohne zu fliegen! Machen Sie Ihre Übungen. Achten Sie dabei auf den Unterschied zwischen Anspannung und Entspannung! Beobachten Sie Ihre Gedanken. Bekommen Sie einen Tunnelblick? Fühlen Sie sich unbehaglich und voller Angst?

Keine Sorge: Das ist Ihre automatische Reaktion. Arbeiten Sie bewusst dagegen an. Benutzen Sie die Übungen aus Schritt 3. Stellen Sie sich Ihren Erfolg bildlich vor. Wie fühlen Sie sich, wenn Sie es allein geschafft haben? Lassen Sie sich von diesem Gefühl motivieren, um sich mit Ihrer Angst zu konfrontieren und sie zu meistern. Im nächsten Schritt werden Sie tatsächlich endlich fliegen!

## So hilft Ihnen mentales Training

Nähern Sie sich Ihrem Ziel mit Hilfe eines von Ihnen erstellten Drehbuchs. Berücksichtigen Sie bei der Erstellung die folgenden drei Ebenen: die gedankliche, die körperliche und die Verhaltensebene. Zur Erstellung Ihres persönlichen Drehbuchs nehmen Sie Ihre Angstgedanken aus Schritt 3 hinzu. Spielen Sie dann Ihr Drehbuch in Gedanken immer wieder durch, bis Sie merken, dass die körperlichen Symptome nachlassen. Nähern Sie sich Ihrer »Premiere« (der realen Konfrontation aus Schritt 5), wenn möglich durch eine Generalprobe, und fahren Sie zum Flughafen. Mentales Training umfasst immer die vier Aspekte mentale Konfrontation, Entspannung, Erfolgsvorstellung und Bewältigung. Ihre Vorstellungskraft hilft Ihnen, die Angst zu überwinden.

# Schritt 5: Konfrontieren Sie sich mit Ihrer Flugangst in der Realität – steigen Sie ins Flugzeug!

*Mike hat seit Jahren unerträgliche Angst vor dem Fliegen. Begonnen hat seine Angst bei einem Jobwechsel. Er freute sich auf den neuen Arbeitsplatz. Doch der Job setzte auch großes Engagement voraus. Darüber hinaus war er noch unsicher, ob er die gewünschte Leistung würde erbringen können. Als Perfektionist setzte er sich im Vorfeld schon stark unter Druck. Jetzt muss er in seinem neuen Beruf viel fliegen, häufig mit Kollegen und Vorgesetzten. Mike will ihnen auf keinen Fall zeigen, wie er sich dabei fühlt.*

*Mike fühlt sich dadurch stark unter Druck, und das bereits vor dem Flug. Er will mit Hilfe des von mir geleiteten Seminars gegen Flugangst lernen, mit dieser Angst umzugehen. Seine körperlichen Symp-*

tome im Flugzeug machen ihm Angst, er versteht ihr Auftreten nicht und empfindet sie als unberechenbar. Er weiß nie, ob er diesen Flug überstehen wird, ohne »Ausraster«.

Nachdem er das Auftreten seiner Symptome verstehen und sie zu beeinflussen gelernt hat, begeben wir uns auf unseren Erfahrungsflug. Wir fliegen von München nach Hamburg und nach einer Stunde wieder retour nach München.

Mike ist besonders vor dem Flug aufgrund seiner Angst körperlich stark angespannt. Wir machen unsere kombinierte Atem- und Muskelentspannungsübung. Mike stellt fest: Er kann sich zwar nicht so gut entspannen, wie zuvor im Seminarraum. Aber er bemerkt, dass sich seine körperliche Erregung zumindest nicht noch mehr steigert. Bei der wiederholten Übung spürt er sogar eine deutliche Besserung.

Beim Start des Flugzeugs ist Mike wieder stark angespannt. Er begegnet dieser Anspannung erneut mit einer Übung. Er findet die Übung sehr hilfreich. Als wir nach 20 Minuten die Reiseflughöhe erreicht haben, normalisiert sich sein Zustand. Bis zum Zielflughafen Hamburg ändert sich das nicht mehr.

Wir vereinbaren für den Rückflug, die Angst vollständig da sein zu lassen, wenn sie da sein will, und somit auf die Übungen zu verzichten. Er weiß ja, dass er bei Bedarf jederzeit auf sie zurückgreifen kann. Mike fühlt sich schon beim Einsteigen deutlich besser als zwei Stunden zuvor in München beim vorigen Flug. Er erlebt den Start ohne Probleme. Er genießt den Flug sogar stellenweise wie früher.

Fazit: Mike war bereits auf dem Hinflug bestens vorbereitet. Sein erworbenes Wissen bezüglich der Angst und die Übungen verhalfen ihm zu einer neuen, positiven Erfahrung beim Fliegen. Er spürte auf dem Hinflug, dass er seine Angst im Griff hatte – die Angst hatte nicht mehr ihn im Griff. Deshalb fürchtet er nun seine Angst nicht mehr.

Die Konfrontation mit seiner Angst in einer realen Flugsituation hat sich gelohnt. Mike braucht die Geschäftsflüge mit den Kollegen in Zukunft nicht zu fürchten.

## Die notwendige Konfrontation mit Ihrer Angst

*»Es ist nicht genug, es zu wissen; man muss es auch anwenden. Es ist nicht genug, es zu wollen; man muss es auch tun.«*

Goethe

Um die Flugangst zu bewältigen, dürfen Sie weder die Situation des Fliegens noch die Auseinandersetzung mit der Angst vermeiden. Sie verhindern sonst selbst – mangels Erfahrung –, dass Sie Ihre Angst bewältigen. Es klingt paradox: Ihre Flugangst hat gerade deshalb so viel Macht über Sie und Ihr Leben, weil Sie die Angst unbedingt vermeiden möchten. Dadurch wächst in Ihnen die Überzeugung, Fliegen könnte tatsächlich gefährlich sein. Die Flugangst überwinden Sie am besten, indem Sie sich mit Ihrer Angst konfrontieren. Sie machen dadurch die anhaltende Erfahrung, dass Ihre Befürchtungen grundlos sind.

Dazu müssen Sie sich überwinden, so viel ist klar. Das Unternehmen bringt jedoch rasch einen großen Erfolg. Ihre Einstellung zum Fliegen ändert sich, weil Sie spüren: Sie können auch die stärkste Angst aushalten. Sie erleben, dass Sie mit Ihrer Angst umgehen können. Ihre Flugangst wird auch in Zukunft keine Macht mehr über Sie haben und Sie von Zielen abhalten.

Die Verhaltenstherapie kennt zwei Methoden, um Phobien zu behandeln: Sie springen sozusagen ins kalte Wasser und setzen sich den Reizen aus. Oder Sie nähern sich der Herausforderung langsam und Schritt für Schritt.

Bei der *massierten Konfrontation* (Reizüberflutung: der Sprung ins kalte Wasser) gehen Sie in die Flugsituation hinein. Sie halten die Situation so lange aus, bis die Angst von allein verschwindet. Nutzen Sie dazu folgende Gedanken wie: »Ich kann nicht vor Angst sterben oder verrückt werden.« Vergegenwärtigen Sie sich Ihr technisches Wissen über das Fliegen. Geht Ihre Angst zurück (nach etwa 15 bis 30 Minuten), werden Sie spüren:

Die Angst war tatsächlich unbegründet. Sie bewerten die Situation für sich selbst neu und finden sie nicht mehr so bedrohlich. Eine ähnliche Situation wird Ihnen in Zukunft keine Angst mehr machen. Ihre Angst bleibt nur bestehen, wenn Sie sich ständig gegen sie wehren und dagegen anspannen. Denn damit erhalten Sie sich Ihren hohen Stresspegel und bleiben so unnötig lange angespannt. Der Kampf gegen die Angst im Flugzeug kostet Sie viel Kraft und erschöpft Sie zusehends.

Konfrontieren Sie sich auf diese Weise massiv mit der Angst, wenn Sie im Grunde ein unerschrockener Mensch sind und sich früher nicht vor dem Fliegen gefürchtet haben. Vielleicht haben Sie Flugangst entwickelt, nachdem Sie in einer harmlosen Flugsituation eine Panikattacke oder panikähnliche Symptome erlebt haben, die Sie nicht einschätzen konnten. Vielleicht haben Sie eine turbulente oder unerwartete Flugsituation als dramatisch erlebt, die objektiv gesehen völlig ungefährlich war. Mit dem neu erworbenen Wissenshintergrund bezüglich Ihrer Angstsymptome und ausgerüstet mit dem neuen technischen Know-how werden Sie dies aus der jetzigen Sicht anders bewerten und Ihren Weg meistern.

Bei der *gestuften Konfrontation* gewöhnen Sie sich nach und nach an die noch ungeliebte Flugsituation. Sie wenden immer dann eine Entspannungsübung an, wenn die körperlichen Symptome unerträglich werden. Angst und Entspannung können nicht nebeneinander bestehen. Sie vermeiden dadurch eine Panikattacke und lernen gleichzeitig, mit der Angst umzugehen.

Wählen Sie die gestufte Konfrontation, wenn Sie lange nicht geflogen sind und sich selbst als eher vorsichtig einstufen würden.

## Wie die Konfrontationsübung gelingt

Sie entscheiden selbst, welchen Weg Sie nehmen möchten. Seien Sie nicht zu ehrgeizig. Nehmen Sie sich nicht von Anfang an vor, schon vor dem ersten Flug keine Angst mehr zu haben. Treffen Sie lieber die Entscheidung: »Ich werde mich meiner Flugangst stellen.« Das ist ein gewaltiger Unterschied!

Die Angst nicht mehr zu vermeiden ist der erste Schritt, sie zu bewältigen! Sagen Sie sich: »Ich bin bereit, mich auf meine Angst einzulassen. Ich lasse meine körperlichen Symptome zu, denn ich kann von nun an mit ihnen umgehen.«

Fordern Sie Ihre Angst heraus. Das Ziel Ihres ersten Fluges ist, mit Ihrer aufkommenden Angst umzugehen. Es geht also nicht darum, vor dem Flug überhaupt keine Angst zu haben!

### Vertrauen Sie sich selbst

Sie werden auf dem Flug die Erfahrung machen: »Mir passiert tatsächlich nichts!« Dann wissen Sie: Ihre Übungen helfen Ihnen in einer akuten Angstsituation. Sie sind Ihrer Angst nicht mehr hilflos ausgeliefert. Das macht Ihnen Mut!

### Halten Sie durch – flüchten Sie nicht

Sie wollen doch lieber flüchten? Tun Sie es nicht! Das würde Ihre Flugangst nur noch mehr verstärken. Der Gedanke ist jedoch nachvollziehbar und bei fast allen Flugängstlichen vorhanden. Es ist die Schwellenangst, verstärkt durch die natürliche Tendenz zu negativen Gedanken in der Angstsituation. Hier müssen Sie aktiv mit stärkenden Selbstgesprächen dagegen angehen. Bereiten Sie sich am besten schon im Vorfeld auf Ihre Schwellenangst vor (siehe hierzu Schritt 3 und 4). Sie ermöglichen sich so eine neue Erfahrung. Halten Sie durch, bis alle Angstsymptome nachlassen. Selbst wenn Ihnen die Übungen nicht einfallen sollten, verschwinden die Angstsymptome nach etwa 15 bis höchstens 30 Minuten von alleine. Es kann Ihnen folglich nichts Schlimmes passieren!

## Mit der Angstwelle mitgehen

Wenn Sie Ihre Angst unterdrücken, kämpfen Sie gegen sich selbst. Sie produzieren Stresshormone und verpulvern so die Kraft, die Sie zur Bewältigung benötigen. Eine Panikattacke im Flugzeug ist wie eine Welle, die Sie überflutet. Es ist besser, mit der Welle mitzuschwimmen, als gegen sie anzuschwimmen. Mit Ihrer Entspannungsübung und dem mentalen Training können Sie jederzeit wieder an die Wasseroberfläche gelangen.

Der ständige Kampf gegen die Angst kostet Sie unnötig viel Kraft und erschöpft Sie nur. Lassen Sie daher Ihre Angst einfach zu, statt gegen sie anzukämpfen – so wie Sie es auch zulassen zu weinen, wenn Sie trauern. Die Angst vor der Angst löst nur ständig neue Adrenalinstöße aus. Fazit: Lassen Sie Ihre Angst zu! Sie kennen sie schon gut. Jetzt gehen Sie aktiv mit ihr um! Geben Sie sich diese Chance!

## Entwickeln Sie keine Horrorvorstellungen

Steigern Sie sich nicht in negative Gedanken hinein, sie verstärken die Angst nur. Konzentrieren Sie sich darauf, was um Sie herum oder in Ihrem Körper geschieht. Fliegen Sie ruhig gedanklich mit. Bewerten Sie die Geräusche und die Bewegungen des Flugzeugs korrekt und nicht mit Laienwissen. Fragen Sie sofort nach, wenn Ihnen etwas seltsam erscheint!

Machen Sie es genauso mit den körperlichen Anzeichen Ihrer Angst. Kommentieren Sie diese ungefähr so:»Warum habe ich Herzrasen? Mein Herz verteilt mein Blut schneller im Körper. Ich weiß, der Sympathikus hat dies ausgelöst. Ich kann diesen Kreislauf jederzeit unterbrechen, indem ich mit einer Entspannungsübung den Parasympathikus aktiviere. Ich weiß genau, meine Zustände sind normal und nicht gefährlich!«

### *Übung macht den Meister*

War Ihr erster Flug noch nicht so, wie Sie es sich gewünscht hätten? Geben Sie nicht auf! Schon auf dem Rückflug werden Sie spüren, dass die Angst geringer sein wird.

Bleiben Sie am Ball! Buchen Sie am besten einen Hinflug und einen Rückflug mit einer Flugdauer von mindestens je einer Stunde innerhalb desselben Tages. Planen Sie für sich eine anschließende Belohnung ein.

## Die Konsequenzen von Vermeidung

Sie erkennen an dem eingangs beschriebenen Fallbeispiel: Die tatsächliche Konfrontation im Flugzeug ist die Brücke zwischen Theorie und Praxis. Mike hat es geschafft, eine für ihn unendlich große Belastung in nur einem Tag loszuwerden.

Sollten Sie an dieser Stelle überlegen, doch nicht zu fliegen, lade ich Sie zu folgender Aufgabe ein. Fragen Sie sich: Was bedeutet es kurzfristig oder langfristig für Ihr Leben, wenn Sie das Fliegen weiter vermeiden?

Zeichnen Sie auf ein leeres Blatt Papier ein Vierfelderschema, wie in untenstehender Abbildung. Antworten Sie mit dessen Hilfe ehrlich auf die folgenden Fragen. Dann erst lesen Sie weiter.

- Was ist die kurzfristig positive Konsequenz, wenn Sie das Fliegen vermeiden? Tragen Sie die Antwort(en) oben links ein!
- Was ist die kurzfristig negative Konsequenz, wenn Sie das Fliegen vermeiden? Tragen Sie die Antwort(en) oben rechts ein!

- Was ist die langfristig negative Konsequenz, wenn Sie das Fliegen vermeiden? Tragen Sie die Antwort(en) unten rechts ein!
- Was ist die langfristig positive Konsequenz, wenn Sie das Fliegen vermeiden? Tragen Sie die Antwort(en) unten links ein!

| Positive Konsequenzen | Negative Konsequenzen |
|---|---|
| Kurzfristig: | Kurzfristig: |
| Langfristig: | Langfristig: |

Abb. 2: Vierfelderschema zur Überprüfung der Konsequenzen von Vermeidung

Wenn Sie ehrlich sind: Welche langfristigen positiven Konsequenzen der Vermeidung haben Sie gefunden? Sollten Sie eine oder gar mehrere Antworten gefunden haben, würde mich dies sehr erstaunen – meine Seminarteilnehmer und ich haben hier nie realistische Antworten gefunden.

Ich möchte Ihnen mit dieser Aufgabe deutlich machen: Vermeidung ist nur kurzfristig eine angenehme Lösung. Langfristig fühlt man sich nicht gut damit.

## Fertig machen zum Abflug: Ready for Take-off!

Damit Sie nicht in Versuchung kommen, im letzten Moment doch noch das Fliegen zu vermeiden, nehmen Sie vorher bitte Ihre Karteikarten zur Hand. Sie werden Ihnen auf den ersten Flügen eine Stütze sein. Gehen Sie dazu Karte für Karte durch.

Konzentrieren Sie sich dann beim Einsteigen ins Flugzeug auf Ihr Ziel. Achten Sie auf Ihre körperlichen Symptome. Denken Sie daran: »Ich kann vor Angst nicht sterben.« Machen Sie Ihre Entspannungsübungen, sooft Ihnen danach ist. Achten Sie auf Ihre Gedanken. Denken Sie daran, dass Sie automatisch zu negativen Gedanken neigen – werden Sie dagegen aktiv! Fragen Sie nach, wenn Ihnen eine Situation bedrohlich erscheint. Sie durchbrechen damit den Teufelskreis aus Katastrophengedanken und körperlichen Symptomen.

Nehmen Sie ein wenig Druck von Ihren Schultern, indem Sie beim Einsteigen jemandem vom Bordpersonal von Ihrer Flugangst berichten. Denken Sie daran, wie Sie sich fühlen werden, wenn Sie diesen Flug aus eigener Kraft überstanden haben. Seien Sie nicht irritiert, wenn Ihre Angstgefühle zuerst wie immer da sind. Erst Ihre Erfahrung auf diesem Flug, dass Sie mit Ihrer Flugangst umgehen können, nimmt Ihnen die Angst im Vorfeld des kommenden Fluges.

### Konfrontation in der Realität

- Wählen Sie aus: Wollen Sie sich massiv oder in Schritten mit Ihrer Angst konfrontieren?
- Achten Sie auf Ihre Schwellenangst und auf Ihre automatisch ablaufenden Angstsymptome. Beobachten Sie, wie diese von alleine abklingen. Oder Sie machen Übungen dagegen und spüren, wie sie weniger werden.
- Halten Sie durch und flüchten Sie nicht!
- Setzen Sie sich nicht unter Druck nach dem Motto: »Ab jetzt darf ich keine Angst mehr haben!« Bleiben Sie realistisch, vermeiden Sie übertriebenen Perfektionismus.
- Nehmen Sie Ihre Karteikarten zu Hilfe und konzentrieren Sie sich darauf.

# Schritt 6: Emotionales Training – lassen Sie Ihre Gefühle zu

*Patrick S. aus Berlin beschreibt seine Flugangst so: Er ist sich sicher, dass er irgendwann während eines Fluges verrückt wird. Er begründet diese Sorge damit, dass er schon Tage vor dem Flug keinen normalen Gedanken fassen kann. Er kann sich kaum auf seine Arbeit konzentrieren. Nachts macht er kaum ein Auge zu. Er ist sonst ein gefasster Mensch, dem die Kontrolle seiner Gefühle wichtig ist. Es beunruhigt ihn, dass er auf Flügen die Kontrolle über seine Emotionen verliert.*

## Kann ich vor Angst verrückt werden?

Einige meiner Seminarteilnehmerinnen und -teilnehmer befürchten, im Flugzeug vor Angst verrückt zu werden. Ihnen ist es fremd, in eigentlich rationalen Situationen (wie dem Fliegen) Emotionen zuzulassen. Wenn Sie auch zu diesen Menschen gehören, kann ich Sie beruhigen: Kein Mensch kann vor Angst verrückt werden! Zur Bewältigung Ihrer Flugangst müssen Sie jedoch Ihre Angst als Gefühl akzeptieren und sie zulassen.

Gefühle haben für unser Verhalten eine große Bedeutung und erfüllen wichtige Funktionen, wie z. B. die in diesem Buch genau beschriebene körperliche Aktivierungsfunktion bei Angst oder bei Aufregung. Viele Ängste werden als »irrational« bezeichnet, weil sie mit dem Verstand nicht nachvollziehbar sind (z. B. gibt es viele Statistiken, die zeigen, dass Flugangst rational unbegründet ist). Der Druck des Angstgefühls kann dennoch so groß werden, dass die betroffene Person befürchtet, die Kontrolle zu verlieren oder verrückt zu werden, obwohl ihr Geist völlig klar zu sein scheint. Die Statistik hilft ihr hierbei nicht weiter.

Ihre Flugangst ist ein Zustand sehr hoher emotionaler Erregung. Menschen, die im täglichen Leben eher rational mit den

Dingen umgehen, haben ein großes Problem mit diesem Zustand. Sie können mit ihren Gefühlen nicht umgehen also ignorieren sie die störenden Emotionen oder unterdrücken sie, soweit dies möglich ist. Dies führt aber zu einer unspezifischen Anspannung (die aufgebaute Energie muss ja irgendwo hin), die den Betroffenen unerklärlich ist und sie auch überrascht, so dass sie sich vor dieser Anspannung, die sich in körperlichen Reaktionen zeigt, zu fürchten beginnen. Verstärkt wird dieser Zustand durch das Gefühl des Kontrollverlusts.

Haben stark rationale Menschen Angst, so schließen sie häufig: Die Angst muss begründet sein, sonst hätten sie logischerweise keine Angst.

Ich rate Ihnen: Lassen Sie Ihre Angst zu. Haben Sie keine Angst vor einem Kontrollverlust! Sagen Sie sich vom Verstand her: »Ich habe Angst, weil ich mir vorschnell einen Zustand als gefährlich vorgestellt habe, der bei genauerem Überlegen harmlos ist. Dies ist völlig normal. Ich warte jetzt ab, bis der Adrenalinstoß verebbt.« Oder: »Ich mache meine Entspannungsübungen. Wenn ich mich nun wegen meiner panikartigen Symptomatik fürchte und sie daher nicht zulassen will, dauert es nur noch länger, bis der Angstanfall vorbei ist.«

Es ist bei jedem Angstschema ganz normal, dass sich zuerst die Gedanken und Einstellungen verändern. Die Gefühle hinken hinterher. Wenn Sie Ihre »irrationalen« Gefühle zulassen, können Sie sie auch überwinden. Verdrängen oder Unterdrücken würde sie nur verstärken.

## Lassen Sie ihre Gefühle zu, ohne sie als berechtigt oder unberechtigt zu qualifizieren

Ihre Rationalität ist Ihre Stärke. Setzen Sie sie bewusst ein, um Ihre Angst im Flugzeug zu überwinden. Durchleben Sie deshalb

Ihre Flugangst mental. Schließen Sie die Augen und vergegenwärtigen Sie sich eine beängstigende Situation. Nehmen Sie dazu sowohl das Wissen über die natürlichen, wenn auch übersteigerten, körperlichen Reaktionen bei Flugangst zur Hilfe (siehe S. 31ff.), wie auch das technische Wissen (siehe S. 108ff.). Lassen Sie dabei Ihre Gefühle zu, erspüren Sie Ihre körperlichen Symptome und akzeptieren Sie diese, denn sie gehören bei Gefühlen immer dazu. Versuchen Sie, ihnen mit einer Bewältigungsstrategie Ihrer Wahl (z. B. einer Atemübung) zu begegnen, wenn sie Ihnen zu unangenehm sind.

Sagen Sie sich jetzt:»Ich habe, für mich ungewohnt, intensive Gefühle. Ich spüre einen großen inneren Druck, mein Verstand bleibt aber klar. Ich wage es, meine schlimmsten Fantasien zuzulassen. Das sind nur Fantasien. Sie laufen in meinem Kopf ab. Mir wird nichts passieren. Ich habe immer wieder die Möglichkeit, meine panikartigen Symptome durch Bewältigungsstrategien in den Griff zu bekommen, falls ich dies wirklich brauche«. Notieren Sie sich diesen Satz auf eine Karteikarte.

Gefühle wahrnehmen, annehmen und ausdrücken führt zur Klärung der inneren Befindlichkeit, und die erste Beziehungsverbesserung sollte immer die zu sich selbst sein. Bei aller Bedeutung der Rationalität sollten Sie dies berücksichtigen.

## Belastende Gefühle überwinden

Das Umlernen des Flugangstschemas bei starker Ängstlichkeit erfolgt zuerst über die Gedanken und Einstellungen. Ihre Gefühle hinken noch nach. Lassen Sie diese irrational erscheinenden Gefühle zu. Nur so überwinden Sie diese. Beim Versuch, sie zu unterdrücken, verstärken Sie sie nur.

# Technisches Wissen über das Fliegen

Ich gebe Ihnen hier einige technische Informationen rund um die Fliegerei. Anhand eines konkreten Fluges München–Hamburg erfahren Sie alles Wissenswerte vom Anlassen der Triebwerke bis zur Landung. Danach gebe ich Ihnen noch Hinweise zu den Flugsimulatoren, zur Kraftstoffberechnung, zur Hydraulik, zur Ausbildung der Piloten und Pilotinnen und der Flugbegleiter(innen).

## Das Anlassen der Triebwerke

Nachdem alle Passagiere das Flugzeug betreten und ihre Sitzplätze eingenommen haben, werden die Türen geschlossen. Außerhalb des Flugzeugs herrscht reges Treiben. Es wird Passagiergepäck und Fracht eingeladen. Dabei entstehen zahlreiche Geräusche (z. B. durch die Übertragung hydraulischen Drucks von einem System auf das andere), die je nach Sitzplatz gut zu hören sind.

Ein sogenannter Schlepper schiebt das Flugzeug aus seiner Parkposition heraus. Der Pilot lässt währenddessen die Triebwerke an. Sie können auch dies je nach Sitzplatz mehr oder weniger deutlich hören.

Beim Anlassen der Triebwerke gilt: Alle Luft nur für diesen Vorgang. Die gesamte Luft aus der Hilfsgasturbine im Heck des Flugzeugs wird den Triebwerken zugeführt. Die Klimaanlage in der Kabine arbeitet für diesen kurzen Moment im Leerlauf. Sie können dies gut wahrnehmen, weil es dadurch recht leise in der Flugzeugkabine wird. Sie können danach mitverfolgen, wie die Triebwerke angelassen werden und in der Folge immer lauter werden.

Meist kommt es in dieser Phase zu einem leichten Knacken,

manchmal erlischt das Licht ganz kurz, es knackt wieder und das Licht geht wieder an. Die Generatoren in den Triebwerken erbringen jetzt die Stromversorgung, nicht mehr die Hilfsgasturbine.

Die Chefin oder der Chef in der Kabine macht inzwischen eine Ansage. Die Passagiere werden begrüßt, sie erfahren etwas über das Flugziel und die Flugdauer. Es folgt die Vorführung der Sicherheitsvorkehrungen an Bord. Diese Ansage könnte in etwa so lauten: »Guten Tag, meine Damen und Herren! Herzlich willkommen auf unserem Flug von München nach Hamburg. Unsere Flugzeit wurde mit 1 Stunde und 20 Minuten berechnet. Wir möchten Sie jetzt bitten, Ihre Sicherheitsgurte zu schließen. Wie immer an dieser Stelle möchten wir Sie mit den Sicherheitsvorkehrungen an Bord vertraut machen.« Viele meiner ehemaligen Seminarteilnehmerinnen und -teilnehmer fühlen sich durch diese Ansage noch in Ihrer Flugangst bestärkt. Denn wenn das Fliegen nicht gefährlich wäre, würde sich doch der Hinweis auf die Sicherheitsvorkehrungen erübrigen – so der mehrheitliche Tenor. Nun, zum einen wird die Durchführung vom Deutschen Luftfahrtbundesamt vorgeschrieben. Dies ist in etwa vergleichbar mit den Notausgang-Hinweisen in Hotels oder Restaurants. Überall dort, wo viele Menschen aufeinander treffen, muss gewährleistet sein, dass eine wenn auch höchst unwahrscheinliche Evakuierung zügig ermöglicht werden kann. Zum anderen ist auch diese Vorschrift typisch für die Verkehrsfliegerei. Man möchte vorbereitet sein, auch auf den unwahrscheinlichsten Fall.

Das Flugzeug rollt in der Zwischenzeit zur Startbahn. In dieser Phase werden die Klappen an den Tragflächen in die Take-off-Position gefahren, das heißt, die Tragflächen werden vergrößert, was den Auftrieb der Tragflächen erhöht, der für den Start benötigt wird. Je nach Sitzposition können Sie diesen Vorgang sehr gut hören und sehen. Im Cockpit werden die letzten Vorbereitungen für den Start getroffen, z. B. wird die Checkliste vor dem Start durchgegangen. Sie beinhaltet die wichtigsten Voraussetzungen für den Start. Damit keiner der Punkte vergessen wird, liest einer der beiden Piloten die Liste laut vor, der andere bestätigt, dass die Dinge erledigt sind.

Natürlich sind in der Rollphase auch andere Geräusche zu hören, wie beispielweise das Klappern von Gläsern oder Geschirr. Dies ergibt sich durch die Übertragung der Bodenunebenheiten auf das rollende Flugzeug.

## Die Startphase

Das Flugzeug steht bereits dicht an der Startbahn und wartet die Flugzeuge ab, die vor ihm starten und landen, bevor es vom Tower die Genehmigung zum Starten (Startfreigabe) erhält. Für den Start benötigt das Flugzeug einen entsprechenden Auftrieb. Dieser hängt nicht von den Roll-Geschwindigkeiten ab, sondern von der Geschwindigkeit, mit der die Luft die Tragflächen umströmt. Herrscht kein Wind, sind Roll- und Windgeschwindigkeit über den Tragflügeln gleich. Bei Gegen- oder Rückenwind hingegen sind sie unterschiedlich. Es ist selten absolut windstill. Der Start erfolgt immer gegen den Wind. Es spielt dabei aber keine Rolle, ob der Wind von vorne oder von der Seite kommt.

Das Flugzeug steht nun auf der Startbahn. Der Pilot schiebt die Schubhebel nach vorne. Die Triebwerke werden lauter. Was nun ablaufen wird, passiert für die einen – die Geschwindigkeitsbegeisterten – viel zu schnell und ist für die anderen – die Flugängstlichen – hoffentlich bald vorbei: der Start. Die Motoren haben nach wenigen Sekunden ihren vollen Startschub erreicht. Die Beschleunigung ist jetzt gut zu spüren. Sie werden leicht in Ihren Sitz gedrückt. Sie sehen draußen die immer schneller vorbeifliegende Landschaft. Erreicht das Flugzeug die berechnete Geschwindigkeit, nimmt es seine Nase nach oben. Wir heben ab.

Die Startbahn ist an dieser Stelle natürlich noch nicht zu Ende. Die Grenzen werden in der Verkehrsfliegerei bei allen Leistungen und Situationen so gut wie niemals ausgereizt. Beispielsweise hat ein Passagierflugzeug für den Start immer mehr Schub zur Verfügung, als es braucht. Für den unwahrscheinlichen Fall eines Triebwerksausfalls (diese sind aufgrund verbesserter Technik extrem selten geworden) beim Start muss so viel Schub vorhanden sein, dass das Flugzeug trotzdem alle Hindernisse im Abflugsektor sicher überfliegen könnte. Hier erkennt man einen wichtigen Grundsatz der Fliegerei: die Redundanz. Das bedeutet, dass alle lebenswichtigen Systeme (z. B. Elektrik, Pneumatik, Hydraulik) mehrfach vorhanden sind. Sollte eine Komponente durch eine Störung ausfallen, wird deren Funktion sofort von dem anderen System übernommen.

Bald nach dem Abheben (nach ca. 1 Minute) kann man ein rumpelndes Geräusch hören. Die Piloten fahren das Fahrwerk ein und schließen die Fahrwerksklappen. Das Flugzeug hat nun weniger Luftwiderstand und benötigt nur noch eine geringere Leistung der Triebwerke. Die Piloten können daher ab einer gewissen Mindesthöhe die Triebwerksleistung reduzieren. Die Motorengeräusche werden deutlich leiser (die volle Triebwerkskraft wird nun nicht mehr benötigt), die Flugzeugnase sinkt etwas ab. Meistens spüren Sie dies dadurch, dass Ihr Körper minimal nach vorn fällt. Als Passagier sind Sie in dieser Phase noch auf Start programmiert. Wenn Sie den Ablauf des Starts nicht kennen, kann dieser Moment Sie beunruhigen. Er gehört jedoch zum Fliegeralltag und ist vollkommen normal.

Viele Menschen in meinen Seminaren sprechen die gefährliche Startphase an. Der Start selbst ist natürlich nicht gefährlich, nur müssen die Piloten bei Start und Landung mehrere Dinge in schneller Abfolge tun und sind deshalb höchst konzentriert. Vergleichen Sie die Situation mit einer typischen Situation beim Autofahren: Sie fahren vom Zubringer auf die Autobahn und befinden sich auf der Beschleunigungsspur. Jetzt müssen Sie sehen, ob die Spur frei ist, Gas geben, sich einfädeln, möglicherweise vom Gas heruntergehen und zurückschalten, weil Sie sich hinter einem langsamen LKW befinden. Sind Sie dann auf der richtigen Fahrbahn, entspricht das dem Reiseflug. Die Anforderungen gehen wieder zurück und übrigens auch das Motorengeräusch, nachdem Sie die Beschleunigungsspur verlassen haben (ähnlich wie das Triebwerksgeräusch kurz nach dem Abheben).

Noch ein paar Worte zur Wölbung der Tragflächen: Ob mit ein- oder ausgefahrenen Startklappen und Vorflügeln, die Tragfläche ist in der Mitte immer dicker und nach oben gewölbt. Ohne Klappen und Vorflügel ist sie etwas weniger, mit diesen stärker gewölbt. Diese Wölbung bringt gegenüber einer geraden Form den entscheidenden Vorteil für den Auftrieb. Die Luftpartikel prallen von vorne auf die Tragflächen und müssen sich hier teilen. Ein Teil nimmt den Weg über die Tragfläche, der andere geht unten durch. Wegen der Wölbung und der in der Mitte verdickten Tragfläche ist der Weg obendrüber länger als der unter der Tragfläche durch. Die »oberen« Luftteilchen müssen also an Geschwindigkeit zulegen, damit sie gleichzeitig mit den unteren hinten wieder zusammentreffen. Das sogenannte Bernoulli-Prinzip (beschreibt die Beziehung zwischen Druck und Geschwindigkeit strömender Flüssigkeiten) besagt nun, dass der Druck in der Luft immer abnimmt, wenn die Geschwindigkeit zunimmt. Hat der Druck über der Tragfläche durch die höhere Geschwindigkeit der Luftpartikel abgenommen, so wird diese insgesamt nach oben gesogen. Das sorgt für den entscheidenden stärkeren Auftrieb.

## Der Steigflug

Die Tragfläche ist durch die ausgefahrenen Klappen derzeit noch so groß, wie sich das für Start oder Landung gehört. Der Auftrieb ist ja umso größer, je größer die Tragfläche und ihre Wölbung ist, je schräger sie gegen die Luft steht und je schneller das Flugzeug fliegt. Das können Sie selbst testen: Halten Sie auf der Autobahn die flache Hand aus dem Autofenster und kippen Sie leicht die hintere Handkante nach unten. Die Hand wird nach oben steigen.

Ab einer bestimmten Reiseflughöhe können die Piloten die Tragfläche wieder in ihre Normalposition zurückfahren, denn der für den Start benötigte erhöhte Auftrieb ist durch die in der Luft größere Geschwindigkeit nicht mehr erforderlich. Sie können nun also verfolgen (es ist je nach Flugzeugtyp und Sitzplatz auch gut zu hören), wie sich die Tragflächen an ihren Vorder- und Hinterkanten verkürzen. Die Piloten fahren die Klappen (»Flaps«) an der Hinterkante des Flügels ein. Die Vorflügel (»slaps«) an der Vorderseite sind vorerst noch ausgefahren.

Das Flugzeug befindet sich immer noch im Steigflug. Die Fluggeschwindigkeit nimmt stetig zu. Ist die erforderliche Geschwindigkeit erreicht, werden auch diese Vorflügel eingefahren. Die Fläche ist nun »sauber«, wie es im Fliegerjargon heißt. Das bedeutet nichts anderes, als dass die Tragflächen nun den optimalen (kerosinfreundlichsten) Umfang für den Reiseflug haben.

Übrigens: Die Tragflächen sind nicht einfach rechts und links angesteckt, wie bei einem Modellbausatz. Sie verlaufen unter oder über dem Flugzeug entlang.

Das Flugzeug steigt nach dem Start meistens treppenförmig, d. h. es wird in Stufen nach oben geleitet. Dies hat mit dem Verkehrsaufkommen auf Flughäfen zu tun und ist vollkommen normal. Es ist für Sie als Passagier jedoch unangenehm, weil Sie es deutlich spüren und hören und darüber hinaus bisher nicht richtig eingeschätzt haben: Das Triebwerksgeräusch wird leiser, das Flugzeug geht mit der Nase nach unten, der Steigwinkel wird abgesenkt. Dann beschleunigt es wieder, das Geräusch wird wieder lauter und die Nase geht wieder etwas nach oben. Dieser Vorgang wiederholt sich häufig mehrfach hintereinander, so lange, bis die Reiseflughöhe schließlich erreicht ist. Viele Menschen in meinen Seminaren empfinden dies als unangenehm – verständlich, wenn man den Hintergrund dafür nicht kennt.

Nach dem Start nimmt der Außendruck mit zunehmender Höhe stark ab. In der Kabine beginnt sich nun der Luftdruck zu verändern. Wie Sie wissen, ist in den Bergen ab einer bestimmten Höhe die Luft dünner, was dazu führt, dass wir Menschen schneller außer Atem geraten. Dies liegt daran, dass mit zunehmender Höhe der Luftdruck abnimmt. Nun ist es leicht nachvollziehbar, dass es eine Höhe gibt, in der der Mensch ohne Hilfsmittel nicht mehr überleben kann. Flugzeuge fliegen in dieser Höhe. Aus diesem Grund haben sie eine sogenannte Druckkabine. In dieser ist der Luftdruck im Reiseflug wesentlich höher als außerhalb der Kabine. Er wird in einer Reiseflughöhe von ca. 11 000 Metern stetig auf dem Niveau gehalten, das in den Bergen auf etwa 2000 Metern herrscht. Dies ist ein angenehmer und gut verträglicher Luftdruck. Bei einem innerdeutschen Flug ist die Reiseflughöhe aufgrund der wesentlich kürzeren Flugdauer geringer und der Kabinenluftdruck entspricht daher in etwa einem Luftdruck auf 600 Metern Höhe in den Bergen. Durch mehrere voneinander unabhängige Sauerstoffversorgungssysteme ist immer für ausreichend Luft an Bord gesorgt. Bedenken Sie auch hier wieder den Grundsatz der Redundanz in der Fliegerei.

Bei einem plötzlichen Druckabfall in der Kabine, wie es in Katastrophenfilmen gern geschildert wird (dies passiert im unwahrscheinlichen Fall, dass es zu einer undichten Stelle in der Kabinenhaut kommt), kämen sofort die über Ihren Sitzen befindlichen Sauerstoffmasken zum Einsatz. Parallel dazu würde die Cockpitbesatzung einen sogenannten Notsinkflug einleiten (auch dies hört sich wesentlich dramatischer an, als es sich in der Realität darstellt), um das Flugzeug dadurch so schnell wie möglich in eine geringere Reiseflughöhe zu bringen, in der die Luft nicht mehr so dünn ist und für den Menschen ein Überleben ermöglicht. Dies entspräche in etwa 5000 Metern. Danach würde das Flugzeug natürlich auf dem nächstgelegenen Flughafen, der in Frage kommt, landen, wobei hier durchaus eine normale Landung durchgeführt würde.

Übrigens: In meinen 20 Jahren Fliegerei habe ich dies nicht einmal erlebt und auch nicht von Kollegen erzählt bekommen, die dies etwa erlebt hätten.

Nun zurück zu unserem Steigflug: Wir haben inzwischen eine Wolkendecke durchflogen, was sich durch leichtes Wackeln bemerkbar machte. Das Flugzeug biegt in Richtung Norden ab. Ein Flugzeug ist selten vom Start weg in Richtung Zielflughafen unterwegs. (Dazu mehr im Abschnitt »Reiseflug«.) Wir fliegen eine Kurve. Das Flugzeug wird durch verschiedene Ruder an den Tragflächen und am Leitwerk (hinten) von den Piloten oder dem Autopilot gesteuert. Die Querruder erzeugen beim Kurvenflug an den Enden der Tragflächen einen leichten Auftriebsunterschied zwischen der linken und rechten Tragfläche. Dieser Auftriebsunterschied ist gering. Er reicht aber aus, dass das Flugzeug sich um die Längsachse neigt und in die Kurve geht. Durch die »Kurvenneigung« des Flugzeugs entsteht ein Scheinlot. Alle Gegenstände verhalten sich so durch ihre Massenträgheit wie im Geradeausflug. Das Wasserglas bleibt voll. Die Passagiere fallen nicht um. Die Zentrifugalkraft überlagert die Erdanziehungskraft. Die Passagiere können spüren, wie sie fester in ihren Sitz gedrückt werden. In der Passagierluftfahrt sind aus Komfortgründen maximale Kurven von 25–30 Grad üblich. Das Flugzeug könnte locker 60 Grad und mehr fliegen. Auch hier wird wieder deutlich, dass die Grenzen in der alltäglichen Verkehrsfliegerei nicht ausgenutzt werden. Der Winkel von 25 Grad wirkt in Bodennähe steiler. Dies ist eine Täuschung der menschlichen Wahrnehmung, weil wir noch Fixpunkte auf der Erde erkennen können. Im Reiseflug werden Ihnen die Kurven viel flacher erscheinen, wenn Sie diese überhaupt bemerken. Das Flugzeug wird aber in keinem Fall nach rechts oder links »wegkippen«.

## Der Reiseflug

Das Flugzeug erreicht jetzt seine Reiseflughöhe. Meist sind das zwischen 8000 und 11 000 Metern, abhängig von der Flugdauer. Die Anschnallzeichen gehen aus, die Flugbegleiter(innen) beginnen mit dem Service.

Bis zu welcher Höhe ein Flugzeug steigt, hängt vom Wetter auf der Flugroute und den damit verbundenen Winden ab. Auch das Flugzeuggewicht spielt eine Rolle. Je höher man fliegt, desto geringer ist der Widerstand und desto weniger Treibstoff (Kerosin) wird verbraucht.

Wie bereits angedeutet, sind die tatsächlich geflogenen Strecken selten die kürzeste Verbindung zwischen zwei Orten. Die Hintergründe dafür: Die Piloten passen die Strecke an die aktuellen Wind- und Wetterverhältnisse an. Überfluggenehmigungen müssen berücksichtigt werden. Flugzeuge fliegen ausschließlich über festgelegte und kontrollierte Luftstraßen.

Einen weiteren Hurraeffekt in meinen Seminaren löst jedes Mal die Nachricht aus, dass ein Flugzeug niemals wie ein Stein vom Himmel fallen kann. Selbst für den unwahrscheinlichsten Fall, nämlich dass alle Triebwerke gleichzeitig ausfallen sollten (dies ist deshalb so unwahrscheinlich, weil sie voneinander unabhängige Versorgungskreisläufe haben), fällt ein Verkehrsflugzeug niemals wie ein Stein vom Himmel. Der verbleibende Schub der ausgefallenen Triebwerke und die fantastischen Segelflugeigenschaften der heutigen Verkehrsflugzeuge führt dazu, dass ein Flugzeug aus einem Reiseflug in ca. 11 000 Metern Höhe noch ca. 200 km weit gleiten kann und daher nach Erreichen eines Flughafens eine normale Landung durchaus im Bereich des Wahrscheinlichen wäre. Den Skeptikern unter Ihnen, die nun sofort an die Atlantiküberquerung denken, sei gesagt: Die Wahrscheinlichkeit dass zwei, drei oder gar vier Triebwerke (je nach Flugzeugmuster) auf einmal ausfallen, geht gegen Null. Aber selbst für diesen unwahrscheinlichen Fall (eventuell haben sich ja alle Triebwerke an hochfliegender Vulkanasche verschluckt) ist in der Fliegerei bei Langstreckenflugzeugen noch ein Ersatz eingebaut worden: Bis zum Wiederanlassen der Triebwerke im Flug (durch das »Verschlucken« gehen sie ja nicht kaputt) kann ein aus dem Rumpf oder der Tragfläche herausgeklappter Hilfspropeller aushelfen. Vom Flugwind bewegt, treibt dieser, je nach Flugzeugmuster, eine Hydraulikpumpe oder einen Generator an, der eine elektrisch betriebene Hydraulikpumpe versorgt.

Der Ausfall *eines* Triebwerks bedeutet für das Flugzeug übrigens keinerlei Gefahr.

Das Flugzeug fliegt nun mit ca. 800 bis 1000 Stundenkilometern seinem Ziel entgegen. Sie sollten jetzt versuchen, zumindest einen Tomatensaft zu sich zu nehmen. Denken Sie an Ihren Parasympathikus! (Siehe hierzu Schritt 2 »Angst ist Anspannung: Erlernen Sie die Kunst des Loslassens«, S. 52 ff.)

Sie beginnen gerade, den Flug etwas zu genießen, da spüren Sie plötzlich Erschütterungen. Das Flugzeug fliegt durch Turbulenzen. Der Pilot schaltet die Anschnallzeichen wieder an. Er macht eventuell eine Ansage.

## Turbulenzen

»Cabin Crew, please be seated« (Kabinencrew bitte hinsetzen) ist ein Satz, der dem Großteil meiner Seminarteilnehmerinnen und -teilnehmer große Bauchschmerzen bereitet, denn dies bedeutet in der Regel schwerere Turbulenzen.

Grundsätzlich gilt in der Verkehrsfliegerei: Durchflogene Turbulenzen sind unangenehm, aber sie bringen das Flugzeug nicht in Gefahr. Wolken sind häufig, aber nicht immer, gleichbedeutend mit mehr oder weniger turbulenter Luft. Luftbewegungen werden auf das Flugzeug übertragen. Große Flugzeuge werden wegen ihres größeren Gewichts weniger vom Wind gebeutelt als kleinere Flugzeuge. Vergleichbar ist dies mit kleinen oder großen Schiffen auf bewegtem Wasser. Für das Flugzeug bzw. das Flugzeugmaterial ist es wichtig, die Bewegungen der Luft mitzumachen. Denken Sie doch einmal an den Hochhausbau in Hurricangebieten. Hier wird möglichst so gebaut, dass die Hochhäuser der Luft nicht starr entgegenstehen, sondern leicht mitschwingen, soweit die Statik dies mitmacht. Das Flugzeug ist in der Turbulenz genau deshalb so sicher, weil keine Faust das Flugzeug starr in der Luft hält, sondern es auf natürliche Art die Bewegung mitmacht. Sie sollten in Zukunft versuchen, Ihre automatischen Angstgedanken durch den realistischen Gedanken zu ersetzen, dass die Bewegung des Flugzeugs den Flug sicherer macht und nicht umgekehrt.

Durchfliegt ein Flugzeug eine nach oben oder unten gehende Luftströmung, wird es ebenfalls »versetzt«. Diese Art der Turbulenz wird von Laien häufig als »Luftloch« bezeichnet. In der Realität gibt es keine Luftlöcher. Denken Sie an die hohe Eigengeschwindigkeit des Flugzeugs. Sie nehmen eine solche Turbulenz so wahr, als würden Sie mit Ihrem Auto schnell über einen holprigen Waldweg fahren. Sackt das Flugzeug kurz ab, empfinden Sie es wie ein »Luftloch«. In Wirklichkeit ist das Flugzeug nur durch eine kurzfristige Luftströmungsänderung (Abwind) versetzt worden.

Das Flugzeug wird die ganze Zeit, vor, während und nach der Turbulenz, vom Auftrieb der Tragflächen getragen. Es gibt in der Verkehrsfliegerei kein einziges Beispiel für einen Absturz aufgrund von Turbulenzen. Wenn wir nun zu dem eingangs erwähnten Satz »Cabin Crew, please be seated« zurückkehren, denken Sie in Zukunft bitte an mich. Ich freue mich über diesen Satz, denn endlich kann auch ich mich angurten und in Ruhe abwarten, bis die Turbulenz vorbei ist. und wenn mich dabei etwas beunruhigt, ist es ausschließlich der Gedanke an hässliche Kaffeeflecken auf blütenweißen Passagierhemden oder an blaue Flecken beim Sturz gegen einen Passagiersitz. Niemals denke ich in dieser Situation an Gefahren für das Flugzeug.

An dieser Stelle taucht im Seminar immer die Frage nach Gewittern auf. Sind Gewitter gefährlich? Auf dem Schirm des Wetterradars im Cockpit kann man sehen, wie stark ein Gewitter ist. Die Piloten weichen starken Gewittern grundsätzlich aus, meistens auch kleineren Gewittern. Der wichtigste Grund: Im Inneren eines Gewitters herrschen enorme Kräfte. Dies würde zu sehr starken Turbulenzen führen. Von den Blitzen geht keine Gefahr aus. Die Zelle des Flugzeugs ist aus Metall und schützt daher wie ein Faradayscher Käfig. Wenn ein Blitz in das Flugzeug einschlägt, hören Sie ein lautes Krachen. Denken Sie bitte nicht: »Jetzt ist der Pilot doch tatsächlich mitten durch das Gewitter geflogen!« Nein, das würde der Pilot niemals tun. Blitze streuen jedoch, dadurch schlagen sie in seltenen Fällen auch dann ein, wenn man an dem Gewitter vorbeigeflogen ist. Ein Blitzschlag ist für Sie jedoch völlig unbedenklich!

Welcher Fall auch eintritt, ob Turbulenz durch Wolken, Bodenthermik oder Strömungsabriss: Machen Sie immer dann, wenn Sie sich unwohl fühlen, Ihre Entspannungsübung. Viele meiner Seminarteilnehmerinnen und -teilnehmer wählen hierfür die kombinierte Atem-Muskelentspannungsübung (siehe Schritt 2, S. 69 f.). Behalten Sie im Kopf: »Turbulenzen sind unangenehm, aber niemals gefährlich!«

Bei Ankündigung einer Turbulenz wird der Pilot die Geschwindigkeit reduzieren (dies können sie wunderbar mit einer Autofahrt vergleichen: Wenn der Belag von Asphalt auf Schotterpiste wechselt, wird jeder vernünftige Autofahrer die Geschwindigkeit drosseln). Einer meiner Seminarteilnehmer machte einmal bei einem Flug den Vorschlag, doch mit möglichst hoher Geschwindigkeit die Turbulenz zu durchfliegen. Daraufhin antwortete der Kapitän, dies sei eine sehr philosophische Betrachtungsweise der Fliegerei; das sei genauso, als würde ein Autofahrer, der auf der Autobahn eine Nebelbank vor sich hat, Gas geben, um diese möglichst schnell hinter sich zu bringen.

Stellen Sie sich also bei einer Turbulenz darauf ein, dass Sie in den meisten Fällen hören und spüren werden, wie die Triebwerksleistung gedrosselt wird. Der Pilot wird auch versuchen, durch Veränderung der Reiseflughöhe (natürlich abgesprochen mit der Flugsicherung) der Turbulenz zu entgehen. Auch dies können Sie durch ein Lauterwerden der Triebwerke gut hören und durch das leichte Anheben der Flugzeugnase spüren. (Ausgewichen wird immer nach oben, weil in unteren Luftschichten die Turbulenzen meist stärker sind.)

Wichtig zu wissen ist auch, dass der Pilot den Turbulenzen nicht deshalb zu entfliehen sucht, weil sie fürs Flugzeug gefährlich wären, sondern weil es für den Passagierkomfort wichtig ist.

## Kein Gegenverkehr auf den Luftfahrtstraßen

Der Flugkorridor hat eine Breite von ca. 18 Kilometern. Geflogen wird in der Verkehrsfliegerei immer in der Korridormitte, wobei dies eigentlich keine Bedeutung hat, weil es keinen Gegenverkehr auf ein und derselben Höhe gibt. Dieser befindet sich darüber oder darunter.

Luftstraßen führen so lange geradeaus, bis sie in eine Kreuzung münden. Auf dem Boden steht an dieser Stelle meist ein Navigationssender. Wird seine Frequenz in dem dafür vorgesehenen Navigationsempfänger eingestellt, lässt er sich vom Flugzeug aus anpeilen. Ein Zeiger im Cockpit weist in die Richtung des Senders. Steuert der Pilot das Flugzeug in diese Richtung, fliegt es auf den Sender zu. Weil der Zeiger immer zum Sender weisen will, deutet sein schnelles Drehen um 180 Grad das Überfliegen des Senders an. Ist der Sender erreicht, kann man in Richtung der neuen Luftstraße wegfliegen. Kompasskurs und Länge der Luftstraßen sind auf der Karte im Cockpit angegeben. Außerdem ist jede Straße bezeichnet, und der Sender am Ende der Straße hat einen Namen. Es gibt dann im Verlauf des Fluges Pflichtmeldepunkte. Beim Überfliegen dieser Punkte meldet sich der »nichtfliegende« Pilot (es sind ja immer mindestens zwei Piloten im Cockpit) bei der Flugsicherung.

Der Luftraum wird vierfach beobachtet. Der erste Kontrollpunkt sind die in einem abgedunkelten Raum vor ihrem Bildschirm sitzenden Fluglotsen. Sie bearbeiten einen bestimmten Sektor und sprechen mit den Piloten (zweiter Kontrollpunkt) auf einer der zwischen 118 und 136 Megahertz liegenden Funksprechfrequenzen. Die dritte Kontrollstelle ist der Blick aus dem Cockpit. Besonders im Steig- oder Sinkflug gilt: Beobachtung des Luftraums ist wichtig. Die vierte Kontrolle erfolgt automatisch mittels TCAS (traffic alert and collision avoidance system – frei übersetzt bedeutet dies »Antikollisionssystem«). Akustisch und auf Instrumenten warnt es uns, wenn sich ein anderes Flugzeug zu nah an unserem Flugzeug befindet. Der Unfall am Bodensee vor ein paar Jahren führte dazu, dass es jetzt weltweit die Regelung gibt, immer der Anweisung des TCAS zu folgen. Dadurch ist sichergestellt, dass die beiden Flugzeuge einander ausweichen.

## Der Landeanflug

Der Pilot beginnt nun rechtzeitig vor unserem Zielflughafen Hamburg mit dem Sinkflug. Sie hören, wie die Triebwerksleistung nachlässt. Sie können spüren, wie das Flugzeug seine Nase leicht nach unten nimmt. Die Vorflügel und die Landeklappen werden nun schrittweise wieder ausgefahren. Sie können dies, abhängig von Ihrem Sitzplatz, gut hören und sehen. Auch die Kabine wird für die Landung vorbereitet. Es erfolgt die Ansage: »Meine Damen und Herren, wir befinden uns im Anflug auf Hamburg und möchten Sie nun bitten, Ihren Sitzgurt wieder zu schließen und die Tische vor Ihnen wieder hochzuklappen (manchmal auch: »das Überprüfen Ihres geschlossenen Sitzgurtes durchzuführen«). Die Flugbegleiterinnen überprüfen, ob die kleinen Tische vor Ihnen hochgeklappt sind und ob Sie Ihren Sitzgurt geschlossen haben

Im Endanflug fährt der Pilot das Fahrwerk aus. Auch dies ist gut hörbar. Er setzt die Landeklappen in die sogenannte Endstellung und gleicht in der Folge den höheren Luftwiderstand durch zusätzlichen Triebwerksschub aus. Die Triebwerke werden kurz vor der Landung lauter. Auch das ist ein normaler Vorgang, der Ihnen bisher ungewöhnlich vorgekommen sein mag. Sie dachten sich vielleicht: »Warum beschleunigt er denn jetzt?«

Es kann auch sein, dass der Pilot einmal schneller als geplant landen darf. Er muss nun die Störklappen (siehe unten) an den Tragflächen ausfahren, um den Widerstand zu erhöhen. Dies bemerken Sie durch einen unruhig werdenden Flug, es ruckelt, und Sie spüren, wie das Flugzeug gewollt an Höhe verliert.

Das Flugzeug setzt nun also auf der Landebahn auf. Aufgesetzt wird etwa 1000 Fuß (330 Meter) hinter dem Landebahnanfang. Berührt das Hauptfahrwerk den Boden, kommen die Luftbremsen oben aus der Tragfläche heraus. Sie heißen auch Stör- oder Bremsklappen, weil sie den Auftrieb stören. Das Flugzeug bekommt dadurch mehr Bodenhaftung. Die Radbremsen können nun schneller greifen. Jeder Reifen des Hauptfahrwerks hat üblicherweise seine eigenen Scheibenbremsen.

Die sogenannte Schubumkehr, ein zusätzlicher Bremsvorgang, setzt ein, wenn das Flugzeug auf der Landebahn aufsetzt. Der schubbringende Abgasstrahl wird jetzt nach vorn umgelenkt. Wenn das Flugzeug die Runway (Landebahn) verlässt, fährt die Cockpitbesatzung die Störklappen wieder ein. Wir rollen jetzt in Hamburg zur angewiesenen Parkposition. Die Klappen werden währenddessen wieder eingefahren. Kommt das Flugzeug zum Stillstand, werden die Triebwerke abgestellt. Die Anschnallzeichen gehen aus. Die Passagiere können das Flugzeug verlassen. Einer von täglich mehr als 50 000 Flügen weltweit hat sein Ziel sicher erreicht.

## Die Ausbildung der Piloten

Große Fluggesellschaften bilden ihre Pilotinnen und Piloten oft in eigenen Flugschulen aus. Bei der Lufthansa dauert die Ausbildung etwa zweieinhalb Jahre. Die Flugschülerinnen und -schüler müssen in dieser Zeit viele gesetzlich vorgeschriebene Prüfungen bestehen. Zur Ausbildung gehören Unterricht am Simulator, eine Einweisung in die Besonderheit von Jetflugzeugen und ein Flugtraining ohne Passagiere. Danach absolvieren die Piloten etwa 100 Flugstunden unter Aufsicht eines erfahrenen Kollegen. Anschließend beginnt er oder sie als Copilot(in) im Liniendienst. Sie erkennen Copiloten an den drei dicken Streifen auf jedem Ärmel der Uniformjacke. Ein Copilot oder eine Copilotin sammelt ungefähr 10 bis 15 Jahre Flugerfahrung auf verschiedenen Flugzeugtypen und Flugrouten. Danach kann er oder sie sich als Kapitän bewerben. Der Kapitän bzw. die Kapitänin trägt vier Streifen auf dem Jackenärmel.

Alle im Cockpit müssen viermal im Jahr nachweisen, dass sie alle Details des Berufes beherrschen und dass jeder Handgriff perfekt sitzt. Diese Checks finden in Flugsimulatoren statt. (Bitte vergleichen Sie diese nicht mit Ihrem PC-Simulator! Siehe dazu auch S. 125 f.!) Man hat in diesen Computeranlagen das Gefühl, tatsächlich in einem Flugzeug zu sitzen. Die Piloten simulieren detailgetreu die zu übende Flugsituation und führen alle Bewegungen wie in der Realität aus.

Die Piloten trainieren auf diese Art unter realistischen Bedingungen Notfälle wie einen Ausfall der Triebwerke oder Feuer an Bord. Die Cockpitbesatzung muss nicht nur beweisen, dass sie fliegen kann. Jeder und jede Einzelne muss sich im Notfall richtig zu verhalten wissen. Sie müssen sich in Sachen Passagiersicherheit ständig auf dem Laufenden halten.

Zusätzliche finden Checks auf normalen Linienflügen statt. Ein so genannter Checkkapitän kontrolliert dabei, wie die Besatzungen ihre Arbeit verrichten. Die berufliche Existenz von Piloten hängt davon ab, dass sie auch unter extremen Stressbedingungen jeden Test bestehen. Piloten müssen auch regelmäßig zur Untersuchung beim Fliegerarzt.

Alle genannten Faktoren zusammen genommen zeigen: Pilot oder Pilotin zu sein bedeutet lebenslange Prüfung, denn die einmal erworbene Lizenz verfällt bereits nach einem Jahr, wenn sie nicht rechtzeitig durch Prüfungen erneuert wird.

Ein Pilot fliegt übrigens immer nur einen Flugzeugtyp (z. B. A320). Wenn er diesen wechselt, stehen mehrere Monate Ausbildung und Umschulung an.

Die Fliegerei ist heute Teamarbeit, im Gegensatz zu früher. Der Kapitän ist dennoch die oberste Instanz an Bord. Er trägt die Verantwortung für das, was geschieht. Alle würden in Notsituationen auf sein Kommando hören. Er ist jedoch kein Alleinherrscher. Auch ein Kapitän ist wie jeder Mensch nicht unfehlbar. Die anderen Cockpitmitglieder (im Maximalfall drei) überwachen sein Tun und beraten bei Entscheidungen. Wer die Strecke tatsächlich fliegt, ist eine Sache der Absprache. Einmal fliegt der Erste Offizier (= Copilot) unter der Assistenz des Kapitäns, ein anderes Mal umgekehrt. Der Copilot ist also keineswegs ein Lehrling im Cockpit. Er ist, wie der Kapitän, ein voll lizensierter Pilot, der jederzeit auch ganz allein in der Lage ist, ein Flugzeug zu fliegen.

Ein Pilot geht bei einigen Fluggesellschaften mit 55 Jahren in Pension. Das gesetzlich vorgeschriebene Höchstalter liegt bei 60 Jahren, vorausgesetzt, der Pilot ist körperlich und psychisch hundertprozentig fit.

## Der Flugsimulator

Es gibt für jeden Flugzeugtypen einen eigenen Simulator. Es dürfen nur Originalteile (z. B. der Original-Autopilot) verwendet werden. Die Fenster sind tatsächliche Fenster und die Wege zum Startpunkt sind detailgetreu nachgeahmt. Führt der Rollweg um eine Kurve, erfährt die Trainingscrew die übliche Zentrifugalkraft. Auf der Startbahn sieht man sogar Gummispuren vor sich, die auch auf den originalen Start- und Landebahnen sichtbar sind. Sie stammen von landenden Flugzeugen. Die Beschleunigung beim Start ist im Simulator deutlich zu spüren, ebenfalls die Unebenheiten der Startbahn. Nach dem Start kann man je nach Stadt Türme, Berge oder Flüsse erkennen. Bei einem simulierten Nachtflug erkennt man die Autoscheinwerfer.

Für das Gefühl von »Fahrt« wird ein simpler Trick angewandt. Unbeschleunigte, also gleichbleibende Fahrt wird vom Men-

schen nicht unmittelbar, sondern lediglich durch die Folge-
erscheinungen wahrgenommen: Wenn Sie in einem Auto sitzen,
das nicht fährt, welches jedoch von außen gerüttelt wird, und
wenn Ihnen durch eine Videoprojektion eine vorbeirasende
Landschaft suggeriert wird, sieht es für Sie aus, als wären Sie in
voller Fahrt. Ähnlich gibt es im Flugsimulator mehrere nicht
sichtbare Lautsprecher, die Luftgeräusche und Triebwerksgeräu-
sche simulieren.

Eine Simulatorschicht dauert vier Stunden, in denen Motor-
ausfall im kritischen Moment, Ausfall von Hydraulik und verschiedenen Stromversorgungssystemen etc. trainiert werden.
Man geht in der Fliegerei eben immer davon aus: Nur was
gründlich trainiert wurde, kann im – sehr unwahrscheinlichen –
Fall auch angewandt werden. Wenn Autofahrer oder Busfahrer
regelmäßig ein solches Training durchlaufen würden, könnte so
mancher Unfall sicherlich verhindert werden.

## Die Kraftstoffplanung

Unter Berücksichtigung der Beladung mit Passagieren und
Fracht hat der Computer die Flugzeit und den für den Flug notwendigen Kraftstoff (Kerosin) ermittelt. Bezüglich des Wetters
hat der Computer die Flugstrecke in viele kleine Teilstrecken zer-
legt. Für jede dieser Teilstrecken errechnet er den Kraftstoffverbrauch unter Berücksichtigung von Gewicht, Flughöhe und
Wind. Er berechnet innerhalb der erlaubten Grenzen (bestehen-
de Luftstraßen) die für den Kraftstoffverbrauch optimale Höhe.
Das Ergebnis ist die Menge an Kerosin, die das Flugzeug vom
Start bis zur Landung verbrauchen wird. Obwohl dies eine sehr
genaue und zuverlässige Berechnung ist, werden zu dieser
Menge noch 5 Prozent Reserve hinzugefügt. Dazu kommt der
Verbrauch, der eventuell nötig ist, um vom Zielflughafen auf

einen Ausweichflughafen zu kommen und dort noch 30 Minuten Warteschleife (Holding) fliegen zu können. Hinzu kommt noch der Rollweg zur Startbahn. All diese Teilmengen ergeben die vom Gesetzgeber zu betankende Minimummenge. Dazu kommen noch viele Einzelinformationen, die zusätzliche Kraftstoffmengen rechtfertigen. Zum Beispiel ein Stau an unserem Ankunftsflughafen. Sie sehen, auch bei der Kraftstoffmitnahme wird in der Fliegerei immer auf Nummer Sicher gegangen.

Sie werden sich vielleicht fragen, warum man das Flugzeug nicht einfach immer volltankt? Damit man nicht vor der Landung unnötig Kraftstoff abpumpen muss, um das zulässige Landegewicht einzuhalten. Ein Langstreckenflugzeug verliert wegen seines Spritverbrauchs erheblich an Gewicht, was bereits bei der Konstruktionsplanung bedacht wird (denn weniger Gewicht bedeutet geringeren Kerosinverbrauch, folglich weniger Kosten), und so wird das Flugzeug z. B. mit einem leichteren Bremssystem konstruiert. Aus diesem Grund gibt es ein maximal zulässiges Landegewicht, das nicht überschritten werden darf. Bei der Boeing 747 z. B. beträgt es über 110 Tonnen weniger als das maximal zulässige Startgewicht. Wenn also der Kraftstoffverbrauch richtig berechnet ist, muss kein Sprit abgelassen werden (fuel dump), um das maximal zulässige Landegewicht nicht zu überschreiten. Es kann natürlich auch zu Situationen kommen (z. B. ein Krankheitsfall an Bord), die eine Zwischenlandung notwendig machen. Zu diesem Zeitpunkt hätte das Flugzeug aber erst eine geringe Menge an Kerosin verbraucht. Dadurch wäre es dann schwerer als bei der geplanten Landung am ursprünglichen Zielort. Hier würde man dann Kraftstoff ablassen (fuel dump). Dies geschieht aus Umweltschutzgründen immer über dünnbesiedeltem Gebiet und nicht unter 5000 Fuß (1500 m) Flughöhe.

## Die Hydraulik

Die Hydraulik ist dafür zuständig, schwere Dinge (wie z. B. Flugzeugteile) zu bewegen. So fährt die Hydraulik das Fahrwerk ein und aus und bewegt die Flugzeugsteuerklappen, also Höhen-, Seiten- und Querruder.

Bei hydraulischen Systemen drücken Pumpen eine Flüssigkeit durch Rohre. Durch Druckfortpflanzung kommt es am Ende zu einer Kraftübertragung. Im Flugzeug ist die für die Kraftübertragung notwendige Flüssigkeit das Öl. Der Druck wird durch kleine Pumpen erzeugt, die direkt am Triebwerk sitzen und von ihm auch angetrieben werden. Dieser Öldruck ist über Rohrleitungen überall dort verfügbar, wo er benötigt wird. In jedem Verkehrsflugzeug sind zwei bis vier getrennte Hydrauliksysteme eingebaut (natürlich wegen der Redundanz). Alle Steuereinrichtungen und Ventile sind so ausgeführt, dass die Hydraulik auch bei Stromausfall nicht einfach versagt. Sollte ein Motor einmal nicht laufen und das zugehörige Hydrauliksystem mangels Antrieb ausfallen, dann gibt es in der Fliegerei natürlich Techniken, den Druck eines intakten Systems in das ausgefallene zu leiten. Übrigens: ein stehen gebliebener Motor ist auch dem Fahrtwind ausgesetzt und wird von diesem ausreichend angetrieben, so dass seine angeschraubte Hydraulikpumpe weiterhin genügend Druck für die Steuerung liefern könnte.

## Die Ausbildung der Flugbegleiterinnen

Auch die Ausbildung der Flugbegleiterinnen ist sehr weitreichend. Neben dem für den Passagier sichtbaren professionellen Service an Bord gehören noch wichtige andere Bereiche zum Berufsbild dazu. So haben die Flugbegleiterinnen ein hervorragendes Erste Hilfe-Training durchlaufen, das jährlich neu absolviert wird. Des Weiteren ist für den medizinischen Bereich eine Ausrüstung an Bord, die die Erstversorgung eines medizinischen Notfalls gewährleistet. Auch Defibrillatoren (werden bei Herzstillstand eingesetzt) sind an Bord eines Flugzeugs und die Flugbegleiter selbstverständlich auch damit vertraut. Ein Arzt sagte einmal zu mir: »An Bord eines Flugzeugs ist ein Herzinfarktpatient besser erstversorgt als an jeder Bushaltestelle.«

## Wartung der Flugzeuge

Die Flugzeughersteller schreiben vor, in welchen zeitlichen Abständen die Fluglinien ihre Flugzeuge warten müssen. Eine Luftfahrtbehörde im Heimatland der Fluglinie kontrolliert die Einhaltung dieser Pflicht. In Deutschland achtet das Luftfahrtbundesamt darauf. Manche Fluggesellschaften nehmen sogar zusätzliche Wartungen vor.

Spezielle Techniker kontrollieren die durchgeführten Wartungsarbeiten. Sie sind dem Luftfahrtbundesamt gegenüber dafür verantwortlich. Besonders wichtige Wartungsarbeiten werden von mindestens zwei Technikern überwacht und abgenommen. Auch verlaufen die Wartungsarbeiten in einzelnen Arbeitsschritten. Die berühmte Schraube, die am Ende des Zusammenbaus übrigbleibt, fällt hier schon nach Abschluss des betreffenden Arbeitsschrittes auf und nicht erst, wenn das gesamte Flugzeug wieder zusammengebaut ist.

Ich möchte Ihnen noch einen Absatz aus dem kleinen Flugbuch der Vereinigung Cockpit zitieren:

»Zeitungen, Fernsehen und Radio vermelden nahezu jeden Flugzeugabsturz, in welchem Winkel der Welt er auch immer stattfindet. Das ergibt natürlich ein schiefes Bild.

Würde jeder tödliche Autounfall gemeldet, reicht der Platz

in den Zeitungen gar nicht aus. Autos, Busse, Züge und Motorräder, denen sich jedermann ohne Bedenken anvertraut, sind um ein Vielfaches unsicherer als Flugzeuge. Weltweit sterben jährlich 100 000 Menschen bei Autounfällen. In der Luftfahrt waren es im Durchschnitt der vergangenen 15 Jahre um ein Vielfaches weniger. Obwohl immer mehr Flugzeuge unterwegs sind, ist die Zahl der tödlichen Unfälle, die von der Internationalen Organisation für Zivilluftfahrt (ICAO) registriert wurde, nahezu konstant. Im Jahr 2000 ereignete sich alle zwei Millionen Flugstunden ein tödlicher Unfall. Statistisch gesehen müsste ein Passagier eine Strecke von vier Milliarden Kilometern fliegen, bevor ein Unfall geschieht. Das entspricht 14 Flügen zur Sonne und zurück. Das Gefährlichste ist und bleibt der Weg zum Flughafen.« (S. 22/23)

## Terrorgefahr

Der 11. September 2001 hat auch die Verkehrsfliegerei nachhaltig verändert. Es ist Passagieren heute nicht mehr möglich, ins Cockpit zu gelangen, da die Cockpittür während des Reiseflugs geschlossen bleibt (leider fallen dadurch auch die früher sehr beliebten Cockpitbesuche für Fluggäste weg). Darüber hinaus ist die Tür bombensicher und von innen verriegelt. Wenn nun ein Flugbegleiter oder eine Flugbegleiterin ins Cockpit möchte, klingelt er/sie vorher, und dann wird die Tür, nach einem überprüfenden Blick über die Videokameras, geöffnet. Diese zusätzlichen Sicherungen machen es Terroristen unmöglich, das Cockpit in ihre Gewalt zu bringen. Auch im Fall einer Geiselnahme würde dem Befehl der Terroristen nicht mehr nachgegeben werden. Durch Videoüberwachung an Bord wissen die Piloten jederzeit auch bei geschlossener Cockpittür, was sich in der

Kabine abspielt. Die Möglichkeit für Attentäter, eine Maschine zu übernehmen, geht somit gegen Null. Auch darf man die Passagiere heute nicht mehr unterschätzen. Auf einem meiner Flüge von Nigeria zurück nach Deutschland wollte ein offensichtlich geistesgestörter junger Mann ins Cockpit. Sofort waren viele kräftige Passagiere zur Stelle, um ihn daran zu hindern. Sie dürfen nicht vergessen, dass die Passagiere ja in der Überzahl sind.

Auch werden jetzt alle aufgegebenen Gepäckstücke durchleuchtet und alle Personen, die im Sicherheitsbereich eines Flughafens arbeiten, auf Herz und Nieren überprüft. Dies betrifft natürlich auch die Besatzung von Flugzeugen.


## Wissendes Vertrauen

Ich würde mich freuen, wenn meine Erläuterungen dazu beitragen, dass Sie in Zukunft den Piloten und der Technik besser vertrauen können. Ihr Ziel ist nicht blindes Vertrauen, sondern wissendes Vertrauen. Auch wenn der Sicherheit beim Fliegen höchste Priorität eingeräumt wird – 100-prozentige Sicherheit kann es nicht geben –, beim Fliegen nicht und auch nirgendwo sonst im Leben. Aber in der Fliegerei ist die Sicherheit schon sehr groß.

Jeder Unfall wird in der Verkehrsluftfahrt genau untersucht, um zu verhindern, dass es zu einem weiteren Flugunfall mit exakt der gleichen Ursache kommt. Auch dadurch hat die Anzahl der Flugunfälle über die Jahre hinweg stark abgenommen. Ich kann mit ruhigem Gewissen behaupten: Fliegen war nie so sicher wie heute.

Bitte lesen Sie Berichte über Unfälle oder Beinahe-Unfälle mit genauso kritischen Augen, wie Sie Berichte aus Ihrer eigenen Berufsbranche zur Kenntnis nehmen. Sie werden erkennen, wo man mit reißerischen Artikeln nur mit Ihrer Angst spielen will und wo realitätsgetreu berichtet wird.

Sollten Sie noch weitere technische Informationen benötigen, empfehle ich das Buch *Warum sie oben bleiben* von Jürgen Heermann (vgl. Anhang). Im Internet können Sie sich auf der Website www.flugingenieur.de weiter informieren. An manchen Flughäfen gibt es auch die Möglichkeit, eine Flugzeugwerft zu besichtigen. Informieren Sie sich darüber an den jeweiligen für Sie in Frage kommenden Flughäfen.

## Tipps und Tricks

### Das Erste-Hilfe-Notprogramm

Dieses kleine Notprogramm sollten Sie immer zur Hand haben. Wenn Sie auf dem Weg zum Flugzeug sind oder wenn Sie während des Flugs von einer Angstattacke überrascht werden, ist folgendes Vorgehen hilfreich:

---

**1. Ihr Wissen**

Sie können vor Angst nicht sterben oder verrückt werden! Angst ist normal, Sie sind von ihr nicht gefährdet! Wie stark Ihre Angst auch ist: Sie ist sehr unangenehm, aber nicht bedrohlich. Nehmen Sie Ihre Flugangst als eine normale, aber übersteigerte biologische Reaktionsweise Ihres Körpers an. Denken Sie auch an die technischen Informationen.

**2. Sie bewältigen Ihre körperlichen Symptome selbst**

Wenn Sie große Angst haben, arbeiten Sie erst an Ihren körperlichen Beschwerden. Das entlastet Sie schnell. Sie können

---

dann wieder klarer denken. Machen Sie dazu die kombinierte Atem-Muskelübung (aus Schritt 2, S. 69 f.). Registrieren Sie danach bewusst Ihre Außenwelt: Es ist alles in Ordnung. Überprüfen Sie nochmals Ihre körperlichen Symptome. Seien Sie nicht beunruhigt, wenn Ihre Anspannung nicht gänzlich verschwunden ist. Registrieren Sie: Die Übung hat Ihnen geholfen, sich nicht noch mehr zu verspannen. Sie haben Ihre körperlichen Symptome im Griff und beeinflussen diese positiv! Machen Sie immer dann eine Übung, wenn Sie eine Verschlechterung verspüren!

### 3. Überprüfen Sie Ihre Gedanken

Was hat Sie in diese Angstattacke gebracht? Was für Gedanken haben Sie sich gemacht? Waren diese realistisch? Kommt Ihnen im Flugzeug etwas seltsam vor? Fragen Sie unbedingt das Flugpersonal. Wenn es Ihnen unangenehm ist, dies an Ihrem Platz zu machen, gehen Sie zu einer Flugbegleiterin in die Bordküche. Ersparen Sie sich weitere angstvolle Gedanken durch fehlendes Wissen. Holen Sie sich Wissen aus erster Hand und nicht von einem Ihrer Sitznachbarn!

### 4. Bedenken Sie: Nur wenn Flugangst auftritt, können Sie lernen, mit ihr umzugehen!

Stellen Sie sich Ihrer kritischen, angstbeladenen Situation bewusst. Gehen Sie ihr nicht aus dem Weg, auch wenn dies eine verlockende Lösung zu sein scheint. Ihr Ziel ist, gelassener mit Ihrer Angst umzugehen.

## So fliegen Sie gesund und entspannt –
## Fragen und Antworten

*1. Was kann ich gegen Reiseübelkeit tun?*
Manche Menschen neigen zur Reisekrankheit. Die Ursache dafür hängt mit dem Gleichgewichtssinn des Menschen zusammen. Unser Gleichgewichtsorgan liegt im Innenohr. Dieses ist bei ungewohnten und schnellen Bewegungen leicht irritiert. Im Flugzeug können Sie sich so helfen:

- Sträuben Sie sich nicht gegen die Bewegung des Flugzeugs, sondern versuchen Sie, die Bewegung leicht mitzumachen.
- Drücken Sie Ihren Kopf gegen die Rückenlehne. Fixieren Sie mit den Augen einen Fixpunkt in Flugrichtung (z. B. eines der roten Exit-Schilder).
- In der Mitte des Flugzeugs sind Steig- und Sinkflug am geringsten zu bemerken. Wählen Sie nach Möglichkeit einen Platz in der Mitte.
- Sie können sich von Ihrem Arzt oder Apotheker ein Mittel gegen Reiseübelkeit verschreiben lassen. Bedenken Sie aber: Diese Mittel wirken meist nur vorbeugend und nicht, wenn Ihnen schon übel ist.

*2. Wie kann ich der trockenen Luft im Flugzeug entgegenwirken?*
Im Flieger ist die Luft trockener als in der Sahara: In 10 000 Meter Höhe beträgt die Luftfeuchtigkeit nach zwei Stunden nur noch ca. 10 Prozent. Deshalb am besten viel kohlesäurefreies Wasser trinken. Ich trinke auf einem Langstreckenflug drei Liter davon. Dadurch habe ich wesentlich weniger ausgetrocknete Schleimhäute oder trockene Augen. Mein Gesamtbefinden ist dadurch eindeutig besser. Damit auch die Bakterien und Viren kein leichtes Spiel haben, schütze ich auch meine Nasenschleimhäute vor dem Austrocknen (z. B. mit einer feuchtigkeitshaltigen Nasensalbe).

## 3. Wie kann ich Thrombosen vorbeugen?

Zunächst stellt sich die Frage: Wie kommt es überhaupt dazu, dass im Flieger die Beine anschwellen? Die Venen schwellen im Sitzen generell an. Das liegt einerseits an der abgeknickten Haltung, andererseits daran, dass die Muskelpumpe (diese ist dafür zuständig, das Blut zügig wieder aus der Wade zu pumpen) der Wadenmuskulatur streikt und das Blut langsamer zum Herzen fließt. Im Flugzeug herrscht Unterdruck, was dazu führt, dass das Blut eindickt. Es kann so schneller verklumpen und das Thromboserisiko erhöhen.

Sind Sie anfällig für Thrombosen? Besprechen Sie sich bitte vor dem Flug mit Ihrem Hausarzt oder Ihrer Hausärztin. Es ist dann ratsam, auf einem Langstreckenflug Kompressionsstrümpfe zu tragen. Diese drücken die Gefäße im Unterschenkel zusammen, so dass das Blut schneller fließt und ein Blutstau verhindert wird. Besonders am tiefsten Punkt, am Knöchel, muss ein hoher Gegendruck herrschen, der aber zur Wade hin geringer wird. Deshalb werden die Strumpfhosen nicht nach Schuhgrößen, sondern nach Knöchelumfang gekauft. Sind sie nicht individuell angepasst, kann der Unterschenkel abgeschnürt werden. Hilfreich ist auch, regelmäßig vom Platz aufzustehen: Strecken Sie sich z. B. auf dem Platz vor den Toiletten und wippen Sie mit den Füßen auf und ab. Wichtig ist es auch hier, viel zu trinken.

## 4. Was kann ich für die Ohren tun?

Ihre Ohren können während des Landeanflugs leicht knacken. Das kann auch passieren, wenn sich die Flughöhe verändert. Sie kennen das vielleicht vom Autofahren in den Bergen.

Ein solches Knacken in den Ohren ist die Folge eines Druckausgleichs im Innenohr. So können Sie sich dagegen helfen:

- Halten Sie Ihre Nase zu. Pressen Sie kräftig Luft gegen den geschlossenen Mund, bis Sie ein Knacken vernehmen.
- Kaugummikauen oder Bonbons beugen vor. Kleinen Kin-

dern sollte man in dieser Phase etwas zu trinken geben. Das Schlucken erleichtert den Druckausgleich. Sind Sie jedoch erkältet, sollten Sie diese Methode bitte nicht anwenden.

- Haben Sie eine verstopfte Nase, können Sie sich vor Beginn des Flugs und ungefähr 10 Minuten vor Beginn des Landeanflugs abschwellende Nasentropfen in die Nase tropfen. Lassen Sie sich von Ihrem Hausarzt oder Apotheker beraten.

5. *Was kann ich tun, um unangenehme Flugfaktoren zu verringern?*
Viele Fluggesellschaften bieten Ihnen die Möglichkeit, bereits beim Ticketkauf eine Sitzplatzreservierung vorzunehmen. Mein Tipp: Informieren Sie sich über das geplante Flugzeug. Wählen Sie einen Gang- oder Fensterplatz, je nach Ihren Bedürfnissen.

Stress reduzieren können Sie auch mit dem Vorabend-Check-in, wenn Sie nicht weit vom Flughafen entfernt wohnen. Sie können bei vielen Fluggesellschaften Ihr Gepäck bereits 24 Stunden vor Abflug aufgeben und sich Ihren Sitzplatz sichern. Das ist bei Flugangst sehr empfehlenswert. Sie können sich dann in Ruhe auf den Flug einstellen. Sie können sich mental genau vorstellen, wo Sie während des Flugs sitzen werden.

6. *Was kann ich tun, wenn ich Vegetarier bin?*
Sie können bei Ticketkauf ein sogenanntes »special meal« bestellen. Es kostet meist nichts extra und sichert Ihnen Ihr vegetarisches Essen an Bord. Dies gilt auch für Diabetiker, Kinderessen oder religiöse Speisevorschriften (z. B. kein Schweinefleisch für Moslems).

7. *Wie kann ich die Zeitverschiebung besser verkraften?*
Viele Menschen haben bei Langstreckenflügen über mehrere Zeitzonen hinweg Probleme mit dem sogenannten Jet-Lag. Wissenschaftliche Untersuchungen haben gezeigt: Es dauert mehrere Tage, bis sich unsere innere Uhr umstellt. Mit folgenden Tipps können Sie damit besser fertig werden.

- Passen Sie Ihren biologischen Rhythmus so schnell wie möglich nach der Ankunft an. Versuchen Sie beispielsweise, bis abends durchzuhalten, wenn Sie in Richtung Westen (z. B. in die USA) geflogen sind, und versuchen Sie dann, in der ersten Nacht ausreichend zu schlafen. Sollten Sie Richtung Osten (Asien) unterwegs sein, landen Sie häufig am frühen Morgen. Legen Sie sich nun zwei bis maximal drei Stunden hin und stehen Sie dann auf – auch wenn es sehr schwer fällt. Sie haben sonst abends ein Problem mit dem Einschlafen. Sie können sich auch zu Hause vorbereiten, indem Sie Ihren Körper schrittweise an späteres oder früheres Zu-Bett-Gehen in der anderen Zeitzone gewöhnen.
- Vermeiden Sie alles, was die körperliche Leistungsfähigkeit mindert wie z. B. Alkohol oder Nikotin.

**So beugen Sie Rückfällen vor**

*1. Die wichtigste Regel gegen Rückfälle lautet:*
*Leben Sie gesund und stressfrei!*

Menschen mit Ängsten belasten sich typischerweise mit ganz bestimmten Stressfaktoren. Sie streben gern nach Harmonie und Anerkennung. Sie nehmen viel Rücksicht auf andere und stellen ihre eigenen Bedürfnisse weit zurück. Vorsicht: Sie setzen sich mit einem solchen Verhalten langfristig stark unter Druck. Sie machen sich selbst mehr Stress, als Sie ahnen!

Auch Perfektionismus kann ein Stressfaktor sein. Stellen Sie vielleicht zu hohe Anforderungen an sich selbst? Dies kann die Pflege eines Angehörigen sein oder auch ein zu hohes Verantwortungsgefühl im Beruf.

Achtung: Chronische Müdigkeit und Erschöpfung sind kein Zufall. Schon geringe weitere Stressoren können dann eine

Angstattacke auslösen. Streben Sie lieber ein mittleres Anspruchsniveau an. Bleiben Sie realistisch. Sie haben nicht die alleinige Schuld, wenn Fehler passieren.

Stress ist individuell. Manche Menschen empfinden eine Achterbahnfahrt oder einen Vortrag als eine freudige Herausforderung, andere dagegen als ermüdenden Stress. Achten Sie auf Ihre eigenen Signale: Was bedeutet für Sie eine positive Herausforderung, was ist für Sie negativer Stress in Form einer Überforderung? Hier ein paar Tipps zur Stressbewältigung:

- Analysieren Sie Ihre persönlichen Stressoren: Fühlen Sie sich unter Druck gesetzt von Terminen, Zeitnot oder Ärger mit Vorgesetzten? Stressen Sie Hausarbeiten oder kurzfristige zusätzliche Aufgaben? Lösen vielleicht Bewegungsmangel, Misserfolge, Unzufriedenheit mit dem Aussehen Ihren Stress aus? Oder etwas ganz anderes?

  Bringen Sie Ihre persönlichen Stressauslöser in absteigender Wertigkeit in eine Rangfolge.

- Rücken Sie dann den Stressoren mit diesen drei Strategien zu Leibe:

  1. Sie können in der Stresssituation die Erregung kontrollieren. Machen Sie z. B. eine Entspannungsübung.

  2. Sie können sich selbst verändern. Bewerten Sie Ihre Stresssituation oder Ihre Kompetenzen dazu neu. Überprüfen Sie dabei Ihren Drang nach Perfektionismus.

  3. Sie können die Umwelt verändern. Verringern Sie die stressauslösenden Faktoren und Umstände. Bauen Sie mehr Pausen ein, damit entschärfen Sie Ihren Termindruck. Erstellen Sie Wochenpläne. Zeitpuffer helfen bei ungeplanten Terminen oder Verspätungen. Halten Sie sich konsequent daran – lassen Sie z. B. lieber mal das eine oder andere Telefonat sausen.

- Entspannen Sie sich regelmäßig. Planen Sie Zeiten der Ruhe und Erholung ein.

- Delegieren Sie! Wägen Sie ab: Müssen Sie diese Aufgabe wirklich selbst erledigen?
- Bewegen Sie sich! Sportliche Betätigung, insbesondere Ausdauersport, reduziert Stress. Auf diese Weise können Sie mit Stress besser fertig werden und ihn tolerieren.
- Lernen Sie, die ersten Anzeichen von überforderndem Stress zu erkennen. Tun Sie etwas dagegen, damit der Stress nicht noch ärger wird. Überprüfen Sie: Wie reagieren Sie auf Stress? Setzen Sie auf Methoden, mit denen Sie sich schnell entspannen und einen Gang zurückschalten können, z. B. eine Atemübung oder Progressive Muskelrelaxation. Damit fühlen Sie sich der Situation nicht hilflos ausgeliefert. Wenn Sie erst einmal etwas ruhiger sind, finden Sie leichter eine Lösung für die anstehende Herausforderung.
- Tun Sie Dinge, die Ihnen Spaß machen! Zufriedenheit schafft Ausgleich.

### 2. Regelmäßige Übung beim Umlernen der Flugangst macht den Meister

Warten Sie nicht zu lange mit dem nächsten Flug! Akzeptieren Sie auch: Schwankungen sind normal. Denken Sie dabei an Ihre Grundanspannung (siehe hierzu den Abschnitt »Wieso habe ich plötzlich Angst vor dem Fliegen?« – Stress als heimlicher Angstmacher«, S. 33 ff.).

An manchen Tage fliegen Sie fast ganz unbeschwert. Dann treten Ihre körperlichen Symptome vielleicht wieder vermehrt auf. Dies ist nicht schlimm, denn Sie haben die Möglichkeit, sofort auf diese aktiv einzuwirken (Entspannungsübung, falsche Denkprogramme korrigieren etc.). Rückschläge sind keine Katastrophe. Sie besagen auch nicht, dass alles umsonst war. Sie stellen lediglich ein Warnsignal dar. Dieses gibt Ihnen die Chance zu reagieren. Ignorieren Sie die Warnsignale nicht!

Konzentrieren Sie sich auf Ihre Entspannungsübung. Sagen Sie sich: »Diese Symptome sind ungefährlich, ich werde sie durch meine Übung positiv beeinflussen. Dies ist mir schon einmal gelungen und wird mir wieder gelingen. Ich bin nicht krank, ich habe mir nur in letzter Zeit wieder einmal zu viel zugemutet. Rückschläge kommen vor. Ich lasse mich von ihnen nicht entmutigen. Im Gegenteil, sie machen mich stärker!«

Sie haben ja bereits alle Übungen durchgearbeitet. Es ist also nicht so, dass alles wieder von vorn losgeht, Sie haben vielmehr schon die Erfahrung gemacht: Sie haben Ihre Flugangst in den Griff bekommen, und Sie wissen somit, dass es funktioniert!

### 3. Gesunde Ernährung

Menschen mit Panikattacken leben phasenweise besonders ungesund. Sie konsumieren dann vermehrt schädliche Substanzen wie Nikotin, Koffein und Zucker. Menschen mit der Neigung zu Panikattacken haben laut einer wissenschaftlichen Untersuchung einen höheren Cholesterinspiegel. Dieser ist wahrscheinlich auf mangelnden Sport und schlechte Ernährung zurückzuführen.

Die körperlichen Systeme stehen miteinander in Verbindung und bilden eine Leib-Seele-Einheit. Vernachlässigen Sie einen Bereich, beeinflussen Sie damit Ihr gesamtes Befinden. Eine gesunde Lebensführung sollte daher wesentlicher Bestandteil einer therapeutischen Arbeit sein.

### 4. Regelmäßige körperliche Betätigung

Sportliche Betätigung ist bei der Neigung zu Panikattacken wichtig. Mit Hilfe von regelmäßigem Training bauen Sie überschüssige Energien ab. Dies schlägt sich bereits nach 6–12 Monaten positiv in einem EKG (Messung der Aktionsströme des Herzens) nieder. Panikpatienten gerieten bereits bei regelmäßigem Joggen zwei- bis dreimal in der Woche viel seltener in Panik.

Wenn Sie Ihre sportliche Leistungsfähigkeit verbessern wollen, halten Sie folgende Regeln ein:
- Trainieren Sie an 2 bis 3 Tagen pro Woche.
- Ihre Pulsfrequenz sollte 180 minus Ihrem Lebensalter betragen. Wenn Sie also 40 Jahre alt sind, ist eine Pulsfrequenz von 140 angemessen. Nützen Sie zur Messung am besten einen Pulsfrequenzmesser.
- Trainieren Sie 30 Minuten lang.

Geeignete Ausdauersportarten sind:
- Fahrradfahren,
- Laufen,
- Nordic Walking oder Walking,
- Schwimmen,
- Ausdauerstunden im Fitnesstudio.

Sportarten, die sehr gut zum mentalen Ausgleich geeignet sind, sind:
- Yoga,
- Pilates.

Viele Menschen mit Panikattacken waren früher sportlich aktiv. Sie tun sich deshalb nicht allzu schwer damit, wieder Sport zu betreiben.

Beginnen Sie langsam, verausgaben Sie sich nicht gleich völlig. Lassen Sie sich zuvor von Ihrem Arzt oder Ihrer Ärztin gründlich durchchecken.

Steigern Sie Ihr Training stufenweise. Wenn Sie beispielsweise wieder mit dem Joggen beginnen, dann wechseln Sie anfangs zwischen Rennen und schnellem Laufschritt hin und her. Ausschlaggebend für den richtigen Rhythmus sollte Ihr Puls sein (s. o.).

## Wenn Selbsthilfe nicht ausreicht: Psychotherapie

Manche Menschen haben so starke Flugangst, dass sie sich ihr nicht ohne Begleitung stellen wollen oder können. Unter www.flugangst.de finden Sie im Internet eine Agentur, die auf die Therapie dieser Angst spezialisiert ist.

Psychotherapie bedeutet »Begleitung für die Seele«. Nicht jede der verschiedenen Therapieformen ist jedoch für Angststörungen zu empfehlen. Ich möchte Ihnen ein paar verschiedene therapeutische Ansätze näher erläutern und aufzeigen, inwieweit sie für die Behandlung von Flugangst relevant sind.

### *Klassische Psychoanalyse nach Sigmund Freud*

Die Ursachen für seelische Schwierigkeiten liegen gemäß der klassischen Psychoanalyse in der frühen Kindheit. Der Patient liegt auf der Couch und lässt den Gedanken freien Lauf (Freie Assoziation). Diese freien Assoziationen sind nach Freud nur scheinbar zufällig, in Wirklichkeit verraten sie immer auch etwas über die neurotische Problematik, die den Symptomen zugrunde liegt. Die Störungen haben ihren Ursprung meist in der Kindheit und zwar in verdrängten Konflikten. Die Einsicht des Patienten in die unbewusste Konfliktursache und die klare Auseinandersetzung damit befreit die für die Verdrängung benötigte psychische Energie und lässt zugleich auch die Symptome verschwinden.

Eine solche Behandlung dauert oft mehrere Jahre. Die konkreten Probleme werden häufig nicht unmittelbar angesprochen. Diese Therapie wird Ihnen nicht *innerhalb eines kurzen Zeitrahmens* über Ihre Flugangst hinweghelfen können. Sie werden in dieser Therapie jedoch die Ursachen dafür erkennen können, warum Ihre Angstbereitschaft vielleicht größer ist als bei anderen Menschen.

### Tiefenpsychologisch orientierte Therapie

Sie ist der klassischen Analyse verwandt, doch das praktische Vorgehen unterscheidet sich deutlich. Die Klientin sitzt der Therapeutin gegenüber. Im Gespräch geht es bei der Suche nach der oder den Ursachen des Problems mehr um aktuelle Bezüge und das konkrete Problem. Einzelne Verhaltensweisen der Klientin (z. B. verbale Äußerungen über bestimmte Probleme) werden durch die Therapeutin interpretiert. Sie versucht dabei aufzuzeigen, was die tiefere emotionale Bedeutung zu sein scheint.

Wenn diese Form der Therapie zur Behandlung von Flugangst eingesetzt wird, fehlt das konkrete Üben der Methoden zur Flugangstbewältigung, das zur Bewältigung von Ängsten in den meisten Fällen sehr wichtig ist. Es mag jedoch interessant sein nachzuforschen, woher Ihre Ängste kommen. Von Ihrer Flugangst befreien wird Sie dies allerdings nur in den seltensten Fällen.

### Verhaltenstherapie

Die Verhaltenstherapie schreibt Lernvorgängen – und um diese handelt es sich bei der Flugangstbewältigung – die größte Bedeutung zu. Sie versteht darunter mehr als das beobachtbare Verhalten. Die moderne kognitive Verhaltenstherapie bezieht Gefühle und Denkweisen mit ein, die Angst hervorrufen.

In der Verhaltenstherapie gehen Sie jene Dinge, die Sie stören, direkt an. Sie lernen und üben sinnvolleres Verhalten in von Ihnen gewünschten Situationen, z. B. beim Fliegen. Dabei entwickeln Sie zielführende Denk- und Gefühlsmuster. Ihr aktuelles Erleben, Denken, Fühlen und Verhalten steht im Vordergrund. Viele dieser Punkte kennen Sie bereits von diesem Buch her, das verhaltenstherapeutisch aufgebaut ist.

Die Verhaltenstherapie hat sich bei der Überwindung von Ängsten bewährt und ist daher sehr zu empfehlen.

## Die klientenzentrierte Gesprächspsychotherapie

Diese Therapieform geht vom menschlichen Grundbedürfnis nach Weiterentwicklung aus. Je besser ein Mensch seine Umwelt versteht und mit ihr in Einklang steht, desto eher wird er oder sie überleben.

Der Therapeut oder die Therapeutin hilft Ihnen dabei, Ihre eigenen Fähigkeiten zu Wachstum und Heilung zu entdecken. Sie schaffen dafür eine therapeutische Grundlage, die von Empathie, unbedingter Wertschätzung und Aufrichtigkeit geprägt ist.

Es geht in dieser Therapie um Ihre Bedürfnisse. Der Therapeut oder die Therapeutin hilft Ihnen zu erkennen, was Sie bewegt. Sie werden sich selbst besser kennenlernen. Sie tun dann aus eigenem Antrieb das, was bei Ängsten wichtig ist: Üben. Zur Bewältigung von Flugangst benötigen jedoch mehr Zeit als bei einer Verhaltenstherapie.

## Hypnotherapie

Der Hypnose haftet noch immer zu Unrecht der Ruf an, unseriös zu sein. Zurückzuführen ist dies vor allem auf Show-Hypnosen, bei denen es nur um spektakuläre Effekte geht, sowie auf hartnäckige Gerüchte, unter Hypnose werde man völlig willenlos.

Bei der therapeutisch eingesetzten Hypnose geht es jedoch weder um Manipulation noch Ausschaltung des freien Willens, sondern darum, sich einen Bewusstseinszustand zunutze zu machen, der sich vom Alltagsbewusstsein und vom Schlaf unterscheidet. Dieser Bewusstseinszustand ist weder unnatürlich noch künstlich, sondern kann bei jedem Menschen spontan auftreten. Vielleicht haben Sie schon einmal erlebt, dass Sie bei einer längeren Autofahrt das Zeitgefühl völlig verloren haben und plötzlich am Ziel waren, ohne zu wissen, wie Sie dahin gekommen sind.

Dieser Zustand der Hypnose kann aus subjektiver Sicht der Klienten beschrieben, aber auch an körperlichen Veränderungen festgemacht werden. Die Klientin fühlt sich tief entspannt und empfindet sich losgelöst von der Umgebung. Sie nimmt ihre Innenwelt, also Gefühle, Erinnerungen, Zukunftsvorstellungen und Bilder, intensiver, lebendiger und realer wahr als im Wachzustand. Die Aufmerksamkeit richtet sich nur auf diese Innenwelt oder auf die Stimme des Therapeuten. Störende Reize werden ausgeblendet. Das Denken erfolgt assoziativ, die Grenzen zwischen Realität und Fantasie werden durchlässiger. Unter Hypnose verändern sich zahlreiche Körperfunktionen. So lässt beispielsweise der Muskeltonus nach, das Herz schlägt langsamer und der Atem geht ruhiger. Neurophysiologische Untersuchungen deuten auf eine veränderte Arbeitsweise des Gehirns unter Hypnose hin.

Im Zustand der Hypnose werden Bewusstseinsinhalte zugänglich, die sonst blockiert oder verschüttet sind, was verschiedene therapeutische Möglichkeiten eröffnet. So können mittels direkter oder indirekter Suggestion übersehene Ressourcen oder Bewältigungsmöglichkeiten von Blockaden erlebbar werden. Es gibt z. B. Menschen mit Flugangst, die früher gern geflogen sind. Für sie ist es nun wichtig, mittels Hypnose dieses Bild des Gerne-Fliegens wiederzubeleben und die dafür damals genutzten Ressourcen wieder »auszugraben«. Ebenfalls hilfreich ist, die Flugsituation mit angenehmen Gedanken zu koppeln.

Hypnotherapie kann man gut mit anderen Therapiemethoden kombinieren. Für die Bewältigung von Flugangst wäre eine Kombination mit verhaltenstherapeutischen Techniken empfehlenswert und auch erfolgversprechend. Förderlich sind natürlich eine positive Einstellung zur Hypnose, Offenheit und Vertrauen sowie Aufmerksamkeits- und Imaginationsfähigkeit.

## Was Sie noch über Medikamente wissen sollten

Psychopharmaka dämpfen Erregungszustände wie panikartige Ängste für eine bestimmte Zeit. Solche Medikamente alleine können aber nicht heilen. Manche Menschen können sich jedoch nicht ohne weiteres mit ihren schweren Ängsten konfrontieren. In besonders schweren Fällen gibt es die Möglichkeit einer Kombinationsbehandlung durch Verhaltenstherapie und Psychopharmaka. Therapieziel muss jedoch unbedingt sein, die Medikamente wieder abzusetzen. Beruhigungsmittel wie Valium, Benzodiazepine oder Tranquilizer sind im Allgemeinen gut verträglich. Sie haben eine sofortige, rasche und dämpfende Wirkung. Nehmen Sie solche Medikamente jedoch nie ohne ärztlichen Rat!

Betablocker sollen die körperlichen Begleitsymptome bei Ängsten reduzieren. Nehmen Sie Betablocker nur im Notfall und auf Anraten Ihres Arztes oder Ihrer Ärztin. Sie wirken nur auf der Symptomebene, beheben aber nicht die Ursache Ihrer Flugangst.

Pflanzliche Präparate haben in den letzten Jahren bei der Angstbehandlung an Bedeutung gewonnen. Bitte nehmen Sie auch pflanzliche Medikamente nicht ohne ärztlichen Rat.

Ich möchte an dieser Stelle betonen, dass dieses Buch zum Ziel hat, dass Sie Ihre Flugangst durch das Umlernen des Flugangstschemas in den Griff bekommen, ohne jegliche Angstbewältigungsmedikamente.

# Anhang

## Dank

Ich möchte mich für die tatkräftige Unterstützung ganz herzlich bei Markus Friemer und Volker Hensch bedanken, die mir als Piloten die technischen Informationen zur Verfügung gestellt haben, sowie bei Anni Bürkl und Anja Sieber für die sprachlich-stilistische Bearbeitung des Manuskripts. Ohne ihre unschätzbare Hilfe wäre dieses Buch niemals entstanden.

## Weiterführende Literatur und Internetadressen

### Angst- und Stressbewältigung

Eberspächer, Hans (2002): Ressource Ich. Der ökonomische Umgang mit Stress. 2. Aufl. Hanser, München.

Hofmann, Eberhardt (2001): Weniger Stress erleben. Wirksames Selbstmanagement-Training für Führungskräfte. Luchterhand, Neuwied.

Hoyer, Jürgen / Margraf, Jürgen (Hg.) (2003): Angstdiagnostik. Grundlagen und Testverfahren. Springer, Berlin/Heidelberg/New York.

Morschitzky, Hans / Sator Sigrid (2005): Die zehn Gesichter der Angst. Ein Selbsthilfe-Programm in 7 Schritten 4. Aufl. Walter, Düsseldorf/Zürich.

Schmidt-Traub, Sigrun (2001): Angst bewältigen. Springer, Berlin/Heidelberg/New York.

Wagner-Link, Angelika (1996): Sackgasse Stress? Bewältigungsstrategien bei Krankheit und während der Genesung. Mit persönlicher Stressanalyse und Übungsanleitungen. TRIAS – Thieme Hippokrates Enke, Stuttgart.

Wagner-Link, Angelika (2000): Der Stress. Stressoren erkennen, Belastungen vermeiden, Stress bewältigen. TK-Broschüre zur gesundheitsbewussten Lebensführung. 13. Aufl. Techniker Krankenkasse, Hamburg.

Witzleben, Ines von / Schwarz, Aljoscha A. (2005): Endlich frei von Angst. Denkmuster erkennen. Aktiv trainieren. Selbstvertrauen gewinnen. 2. Aufl. Gräfe und Unzer, München.

www.angstselbsthilfe.de (Website zum Thema Angstselbsthilfe)

www.christoph-dornier-stiftung.de (Informationen und Erlebnisberichte über die kognitive Verhaltenstherapie mit massierter Konfrontation)

www.flugangst.de (Agentur, die Seminare gegen Flugangst veranstaltet)

## Hilfen über den Körper

Bartmann, Ulrich (2005): Laufen und Joggen für die Psyche. Ein Weg zur seelischen Ausgeglichenheit. 4., überarb. u. erw. Aufl. DGVT Deutsche Gesellschaft f. Verhaltenstherapie, Tübingen.

De Roche, Félicie (2002): Atemübungen in der Hausapotheke. Mit 20 praktischen Übungsprogrammen für jeden Tag. E.A.B Verlag, Allschwil.

Frucht, Stephan (2005): Progressive Muskelrelaxation nach Jacobson. Anspannung – Entspannung – Alles fließt. Übungs-CD mit gesprochenen Anleitungen und Musik. AudioBite, München.

Schmidt, Mathias R. / Helmkamp, Andreas / Mack, Norbert / Winski, Norbert (2005): Nordic Walking. Das ideale Training für den Körper. 4. Aufl. Gräfe und Unzer, München.

## Flugzeugtechnik

Heermann, Jürgen (2004): Warum sie oben bleiben. Ein Flugbegleiter für Passagiere. Vom Start bis zur Landung. 4. Aufl. Insel, Frankfurt a. M.

Vereinigung Cockpit (o. J.): Kleines Flugbuch. Vereinigung Cockpit, Frankfurter Str. 233C, 63263 Neu-Isenburg.

# Glossar

| | |
|---|---|
| Aviophobie | Fachbegriff für Flugangst |
| Adrenalin | Angst- und Stresshormon |
| Boarding | Einsteigen der Passagiere in das Flugzeug |
| Bremsklappen | Klappen, die aus der Tragfläche ausgefahren werden, wodurch die Fluggeschwindigkeit reduziert wird. |
| Checkliste | Kontrollliste für Cockpit und Kabine |
| Cortisol | Angst- und Stresshormon |
| Doors in flight | Ansage des Kabinenchefs zum Umstellen der Türe in die Flugposition; d. h. die Rutschen werden eingehängt. |
| Doors in park | Ansage des Kabinenchefs zum Umstellen der Türen in die Parkposition; d.h. die Rutschen werden ausgehängt. |
| Erwartungsangst | Angst vor der Angst |
| Flaps | Klappen an der Tragflächenhinterkante |
| Flugangstschema | Immer gleichablaufendes Schema aus folgenden Punkten: Reiz – Wahrnehmung – Bewertung – Hormoncocktail – körperliche Reaktion |

| | |
|---|---|
| Gate | Warteraum vor dem Abflug. Die Nummer des Gates ist meist auf der Bordkarte vermerkt |
| Grundanspannung | Das Erregungsniveau Ihres Körpers, mit dem Sie sich in die Flugsituation begeben. Wird maßgeblich durch Stress geprägt und ist deshalb meist zu hoch. |
| Hyperventilation | über den Bedarf hinaus gesteigerte Lungenbelüftung durch zu viel Atmung. Dadurch Ungleichgewicht zwischen Sauerstoff und Kohlendioxyd. |
| ICAO | Internationale Organisation für zivile Luftfahrt |
| Jet-Lag | körperliche Probleme durch Zeitverschiebungen, z. B. Schlaflosigkeit |
| Kerosin | Flugzeugtreibstoff |
| Kinetische Energie | Fahrtenergie |
| Klappen | Regulierbarer Abschnitt der Tragflächen zur Erhöhung oder Verringerung des Auftriebs |
| Leitwerk | senkrecht und horizontal am hinteren Ende des Flugzeugrumpfs angebrachte Stabilisierungsfläche |
| Luftfahrtbundesamt (LBA) | Für die Luftfahrt zuständige deutsche Behörde mit Sitz in Baunschweig. Bürgertelefonnummer: 0531-2355-100; E-Mail: info@lba.de |
| Luftloch | Laienbegriff für das Absacken des Flugzeug durch vertikale Luftströmungen |
| Parasympathikus | der für Entspannung zuständige Gegenläufer zum Sympathikus. Beide sind Bestandteile des vegetativen Nervensystems. |
| Phobie | ein Fehlverhalten, das vor allem gekennzeichnet ist durch Angst bei der Begegnung mit einem bestimmten Gegenstand oder einer Situation bzw. durch Vermeidung. |
| Progressive Muskelrelaxation (Jacobson) | Entspannungstechnik |
| Purser/Purserette | Chef(in) in der Kabine |
| Querruder | Ruderflächen an den Hinterkanten von Flugzeugtragflächen. Durch gegensinnige Ausschläge in die jeweils entgegen gesetzte Drehrichtung ermöglichen sie Abtrieb an der einen und Auftrieb an der anderen Flügelhälfte und damit die Drehung um die Flugzeuglängsachse. Besonders Kurven werden damit geflogen. |
| Redundanz | Mehrfachabsicherung aller lebenswichtigen Instrumente des Flugzeugs |
| Runway | Start-/Landebahn |
| Schubumkehr | Umlenken des schubbringenden Triebwerkstrahls nach vorne durch spezielle Klappen. |

| | |
|---|---|
| Slats | Klappen an der Tragflächenvorderkante |
| Special meal | Sonderessen, dass bei Ticketkauf bestellt werden kann, z. B. vegetarisches Essen |
| Stammhirn | der entwicklungsgeschichtlich älteste Teil des menschlichen Gehirns |
| Sympathikus | der für Anspannung zuständige Teil des vegetativen Nervensystems. Er ist der Gegenläufer zum Parasympathikus |
| Take-Off | Start |
| TCAS | Traffic Alert and Collision Avoidance System. Warnsystem zur Vermeidung gefährlicher Annäherung zweier Flugzeuge in der Luft |
| Thrombose | Bildung eines Blutpfropfs (Thrombus) innerhalb eines Blutgefäßes durch Blutgerinnung; begünstigt nach bestimmten Operationen und durch Strömungsbehinderungen (durch Druck auf Blutgefäße, Krampfadern, etc.) |
| Vegetatives Nervensystem | reguliert automatisch die Körperaktivitäten bei Angstzuständen und besteht aus zwei Teilen, dem Sympathikus und dem Parasympathikus |
| Wetterradar | Spezialradar, das Wolkenfelder und Gewitter im Cockpit sichtbar macht |
| Willensziel | die Erfüllung dieses Zieles ist von Ihnen abhängig |
| Wunschziel | die Erfüllung hängt allein von äußeren Einflüssen ab; z. B. der Wunsch, Lottomillionär zu werden |
| Yerkes-Dodson-Gesetz | besagt, dass zu hohe körperliche Aktivierung einer geringeren Verhaltenseffektivität entspricht |

# Bild- und Zitatnachweis

34      Abbildung aus: Hans-Ulrich Wittchen u. a. (1993): Wie informiere ich meine Patienten über Angst? Patientenseminar Angst. © S. Karger AG, Basel.

129/130 Text aus: Vereinigung Cockpit (o. J.): Kleines Flugbuch. Vereinigung Cockpit e. V., Neu-Isenburg, S. 22/23.